EL SECRETO DE LA LONGEVIDAD

Skip Archimedes

EL SECRETO
DE LA LONGEVIDAD

10 estrategias para vivir más años
con salud y vitalidad

URANO

Argentina – Chile – Colombia – España
Estados Unidos – México – Perú – Uruguay

Título original: *Living Forever Young – The 10 Secrets to Optimal Strength, Energy & Vitality*
Editor original: Watkins, an imprint of Watkins Media Limited, London.
Traducción: Laura Paredes

Advertencia
La información de este libro no tiene como intención sustituir ningún consejo ni trata-miento médico profesional. Si estás embarazada o tienes cualquier afección o problema de salud, consulta a tu profesional de la salud antes de seguir cualquiera de los consejos o prácticas sugeridos en este libro. Ni el editor ni cualquier otra persona que haya par-ticipado en la elaboración de esta edición son responsables por cualquier lesión o daño producido como consecuencia de poner en práctica los ejercicios o las técnicas tera-péuticas contenidas en este libro.

1.ª edición Septiembre 2019

ISBN: 978-84-16720-77-4
E-ISBN: 978-84-17780-32-6
Depósito legal: B-14.765-2019

Fotocomposición: Ediciones Urano, S.A.U.
Impreso por: Rotativas de Estella – Polígono Industrial San Miguel Parcelas E7-E8
31132 Villatuerta (Navarra)

Impreso en España – *Printed in Spain*

DEDICATORIA DEL AUTOR

Me gustaría dedicar este libro a mi maravillosa madre, que siempre ha estado a mi lado brindándome su amor, su apoyo y su orientación, con la creencia de que siempre hay algo fantástico al otro lado de cualquier desafío. Sin ella, no habría aprendido lo que he aprendido y no estaríamos los dos viviendo por siempre jóvenes y ayudando a otras personas a hacer lo mismo en todo el mundo.

Ser capaz de conseguir que mi madre también viva por siempre joven ha sido el mayor regalo. Hubo un tiempo en que tenía sobrepeso, sufría de colesterol alto e hipotensión, precisó muchas operaciones y no tenía demasiada movilidad, ni mucho menos fuerzas para demasiadas aventuras en la vida. Y ahora tiene un perro al que pasea todos los días, nada unos 100 largos al día y en los últimos 18 meses ha paseado entre leones, montado en elefante y nadado con delfines.

Como pasa de los 70, es la prueba fehaciente de que nunca es demasiado tarde para iniciar el recorrido que te llevará a vivir por siempre joven. Te quiero muchísimo, mamá.

ÍNDICE

PRÓLOGO

Conocí a mi amigo Skip en Londres, en un evento con el doctor John D. Martini y el doctor David Hamilton, y fui testigo de cómo infundía energía al público como pocas personas pueden hacer. Es un don que no tiene demasiada gente, y supe que haría un trabajo excelente en todo el mundo.

Nos hemos ido conociendo mejor y hemos acabado convirtiéndonos en grandes hermanos. Como yo, Skip ha dedicado su vida a marcar la diferencia y a ayudar a los demás dondequiera que va.

Skip es realmente auténtico e increíble, y habla de corazón, así que te animo a probar el estilo de vida para «vivir por siempre joven» que ha desarrollado y que ha resumido en este libro. Nosotros lo llamamos «El Hombre Milagro» porque ha superado una terrible derrota y ha llegado a convertirse en campeón varias veces en su vida. Cuando alguien se recupera así, puede enseñarte cosas que ha aprendido por el camino y que normalmente solo podrías aprender siguiendo ese mismo recorrido.

Skip predica con el ejemplo, es muy divertido y, si aplicas las técnicas que contiene este libro, te aportará una visión y una sensación de empoderamiento para tu cuerpo que es probable que no hayas experimentado nunca.

Aunque suele trabajar con celebridades y altos directivos de empresas, lo que comparte son verdades olvidadas que resultan valiosísimas para cualquiera, porque son percepciones de muchos ámbitos de la vida más necesarias que nunca en el ajetreado mundo moderno.

Me encanta quedar con él, hemos compartido muchas aventuras y realmente creo que vale la pena experimentar su magia. Es un coach de talla mundial y no tengo ninguna duda de que leer este libro te permitirá aprender cosas sobre ti mismo, sobre tu vida y sobre los demás que te abrirán la puerta a un estilo de vida con el que gozarás de los muchos y diversos beneficios de «vivir por siempre joven», desde experimentar más alegría en tus experiencias cotidianas hasta sentirte más vital, más ligero y con más ganas de vivir en general.

Skip es el mejor, y me hace mucha ilusión que puedas leer este libro porque contiene muchos secretos potentes que puedes descubrir e introducir en tu vida. Y si alguna vez tienes la oportunidad de asistir en persona a alguno de sus eventos, será un lujo mayor aún, porque experimentarás su magia a un nivel todavía más profundo.

Me despido desde los lugares sagrados de Hawái, y te deseo que pases el mejor día de tu vida,

DAVID WOLFE, conocido como «Avocado»

Autor, aventurero, agricultor ecológico y biodinámico, ecologista, nutricionista y herbolario

También portavoz en Estados Unidos de Nutribullet y cofundador de la revista de salud en línea *TheBestDayEver* («El mejor día de tu vida»)

INTRODUCCIÓN

LOS 10 SECRETOS PARA VIVIR POR SIEMPRE JOVEN

Querido amigo,

Felicidades por comprar este libro, que creo que contiene secretos que enriquecerán enormemente tu vida. Si sigues mis sugerencias, cuando hayas terminado de leerlo, te sentirás y te verás muchísimo más joven, y disfrutarás de una vida más centrada y llena de vitalidad.

¿Qué me capacita para saber todo esto? En resumen, superar los desafíos. He sido gimnasta de alto nivel y ahora trabajo por todo el mundo como coach de salud holística y conferenciante motivacional de éxito. Pero no hace demasiado tiempo, me enfrenté a unos desafíos que creí que me destruirían. Sin embargo, al profundizar en ello, he visto que si me enfrento a los desafíos y no retrocedo ante ellos, e incluso aprendo a reconocerlos como regalos ocultos de empoderamiento, puedo salir de ellos más fuerte, mejor, más sano y con más energía todavía.

Cuando era pequeño, entré en coma debido a una neumonía. Estaba recubierto de eccema, sufría de asma crónico e infecciones torácicas y tenía que tomar medicación prácticamente siempre. Los médicos me dijeron que no debería hacer ningún ejercicio físico, porque no dejaba de tener ataques de asma, pero un amigo de la familia, que también era asmático y era entrenador de gimnasia, disentía. Su madre dirigía un club de natación, y ambos creían firmemente en los beneficios del ejercicio físico, al nivel adecuado, para la salud de cualquier persona. Lo habían visto y experimentado de primera mano en muchas ocasiones. Seguí su consejo y empecé a nadar y a hacer gimnasia a nivel básico, y enseguida desaparecieron los peores de mis problemas. Empecé a hacer gimnasia dondequiera que fuera. No tenía demasiado talento innato en comparación con algunos de los demás niños, pero como estar activo de este modo me hacía sentir muy bien, seguí haciéndolo. Empecé a competir y, poco después, empecé a hacerlo mejor, tanto que mis entrenadores sugirieron que podría competir al más alto nivel. Mi vida era increíble. Y entonces, cuando yo tenía 11 años, mi madre dejó a mi padre por mi entrenador de gimnasia y ya no se me permitió hacer más gimnasia.

Muchos de mis problemas de salud reaparecieron, mis emociones estaban totalmente descontroladas y adquirí sobrepeso. Detestaba mi vida y estaba en un lugar triste, oscuro y solitario. Pero cuando cumplí 18, decidí tomar las riendas de mi vida, perder peso y volver a hacer gimnasia. Sabía que era lo que tenía que hacer. Hacía años que no practicaba, y necesitaba más fuerza, más equilibrio, más flexibilidad y mejores técnicas. Era durísimo, pero perseveré y el esfuerzo mereció la pena. Entonces, pasados seis meses, mientras estaba con mi entrenador haciendo ejercicios en la barra fija, sufrí un accidente y me lesioné gravemente la espalda. Los médicos y los especialistas dijeron que no volvería a andar.

Me pasé seis meses sometido a un tratamiento de tracción en el hospital. Nunca había estado en un lugar tan oscuro en toda mi vida. Durante cuatro meses sufrí mucho. Pero mi madre, mi pilar, no se rindió y un día me dijo que había descubierto la historia de Bruce Lee, maestro de artes marciales estadounidense convertido en actor, que se había lesionado la espalda y se había negado a aceptar su diagnóstico. En lugar de eso, se había propuesto demostrar a los médicos y los expertos que se equivocaban, y se había recuperado de tal modo que estaba más fuerte y más en forma que antes. Me dio esperanza. Comencé a estudiar la filosofía de vida de Lee (falleció en 1973) y la filosofía de las personas que lo habían inspirado, como Confucio y Buda. Devoraba todo lo que podía sobre estas inspiradoras figuras y empecé a explorar el poder de la mente, el cuerpo y el espíritu tanto desde el punto de vista oriental como desde el occidental. Antes de darme cuenta se abrió ante mí un mundo que ni siquiera sabía que existía. Mi conexión con la vida cambió, y empecé a creer que cualquier cosa era posible.

Cuando yo cambié, cambió también todo lo demás en mi vida. Sin que los expertos que me rodeaban pudieran explicárselo, pude volver a ponerme de pie. Entonces aprendí lo que era la verdadera gratitud, porque cuando piensas que nunca volverás a ponerte de pie y lo haces, lo valoras muchísimo más. Eso me llevó a dar poco después mis primeros pasos. Incluso ahora, al escribir sobre ello, siento que me invaden las emociones de aquellos días. Poco a poco, a lo largo de las semanas y los meses siguientes, empecé a andar, trepar, saltar y correr y, antes de darme cuenta, a ser independiente de nuevo.

Mi madre me preguntó entonces qué quería hacer con mi vida. Si la experiencia de lesionarme la espalda me había enseñado algo, era lo importante que es hacer lo que te encanta. Pues bien, me encantaba la gimnasia. A pesar de que había sido la práctica gimnástica lo que me había llevado a los lugares más oscuros posibles y de que, lógicamente, debería ser lo último que quisiera volver a hacer, la filosofía de Bruce Lee me había enseñado algo: no pienses, siente. Volví a hacer gimnasia y, tras dos años de entrenamiento con un doble campeón mundial, ganamos juntos el campeonato inglés de gimnasia acrobática.

¿Por qué te cuento todo esto? Porque da igual las dificultades que tengas o lo cansado, lo mal o lo falto de energía que te sientas ahora mismo, puedes superarlo y salir de ello con más fuerza que antes. Y voy a proporcionarte las estrategías para hacerlo.

ACERCA DE ESTE LIBRO

Seré claro desde el principio: este libro no es un libro sobre ejercicio físico ni un libro sobre nutrición, aunque ambos temas aparecen en él. Se trata más bien de un libro para mejorar la calidad de vida. A lo largo de él, te guiaré por el sendero de tu vida para que puedas alcanzar una mayor satisfacción y un mayor éxito con una mente y un cuerpo que te notarás más jóvenes y más radiantes que antes.

Este libro versa sobre transformar tu vida en diez ámbitos clave para mejorar cómo te ves y te sientes todos los días, a la vez que favorece tu longevidad, con lo que podrás pasar más tiempo con tus seres queridos. Trata sobre ayudarte a reconocer que aunque todos, por supuesto, envejecemos, no tenemos que sentirnos y actuar como «personas ancianas» del modo en que la sociedad occidental suele predecir: sintiéndonos enfermos, cansados, débiles y frágiles. En lugar de eso, podemos elegir vivir saludablemente, envejecer como parte de nuestro «crecimiento» y sentirnos «siempre jóvenes».

Cuando hablo de «vivir por siempre joven» no me refiero a apuntarse a la última moda o tendencia. Ni tampoco se trata de ningún modo de intentar negar la evidencia de que todos envejecemos (y, si tenemos suerte, ¡nos volvemos más sabios!) Vivir por siempre joven simplemente conlleva explorar y llevar a la práctica un estilo de vida que realmente te sirva *a ti*, sea cual sea la edad que tengas o la fase de la vida en la que estés. Puedes ser estudiante, empresario, padre, abuelo o cualquier otra cosa; estés en el momento de tu vida en el que estés, mis técnicas te irán bien, porque son accesibles y pueden personalizarse para adaptarse a tu situación. Haz tuyos mis secretos.

A simple vista, podría parecer que los diez «secretos» para vivir por siempre joven de este libro no son ningún secreto; eso es, claro está, hasta que te das cuenta de que, aunque quizá en teoría ya sabes muchas de las cosas, de hecho no las estás «viviendo». El verdadero «secreto», pues, es que yo te ayude a averiguar cómo utilizar la información de este libro *para ti*. No se trata de inundarte con más información, sino de ayudarte a aprovechar al máximo la sabiduría con que naciste pero que has olvidado a lo largo de la vida.

Aprenderás que puedes tomar algo que está en tu mente y llevarlo a tu realidad. También aprenderás a liberar tu mente del estrés y a sacar el máximo partido de tu cuerpo, dotándolo de más fuerza, equilibrio y flexibilidad. Y aprenderás el mayor secreto de todos: a jugar con la vida para poder vivir con la energía y el asombro ilimitados de cuando eras un niño, cuando el mundo tenía infinitas posibilidades.

Creo que estamos viviendo la mejor época de la historia de la humanidad; estamos aprendiendo, creando y evolucionando más rápido que nunca. Y aun así, creo que hemos olvidado cómo vivir nuestra vida al máximo porque estamos rodeados de mucha enfermedad, depresión, delincuencia y negatividad. Creo que, al vivir los diez secretos que he elegido a partir de mis años de experiencia explorando la salud y el bienestar, experimentarás más de lo que realmente quieres de la vida (sea lo que sea) y te sentirás a la vez feliz y «exitoso», porque serás más fiel a ti mismo y a tus pasiones y reforzarás tu propósito y tu creencia en la vida.

Los diez «secretos» que he identificado para empoderar a una persona a vivir «por siempre joven» del modo más radiante son:

- Respira: disfruta de una respiración saludable, completa y agradable.
- Muévete: asegúrate de incluir mucha actividad y mucho ejercicio físico en tu vida diaria.
- Nútrete: toma decisiones saludables sobre lo que comes, bebes y absorbes a nivel emocional.
- Descansa: dedícate mucho tiempo de descanso de calidad y de recuperación.
- Ama: vive siendo muy amable y compasivo tanto contigo mismo como con los demás.
- Brilla: báñate en la luz del sol e irradia tu brillo al mundo.
- Cree: ten fe y cree en tu yo más profundo, y vive una vida que sea fiel a esa identidad.
- Aprende: abraza nuevas ideas y experiencias que nutran tu mente y te permitan evolucionar como persona.
- Comprométete: aborda todo lo que emprendas con resiliencia y convicción.
- Vive: rodéate de energía positiva y crea un entorno que celebre tu individualidad y alimente tu propósito.

Lo hermoso de fomentar estos diez ámbitos clave de tu vida es que da igual en qué punto estés, siempre hay otro nivel que alcanzar, por lo que siempre hay margen para crecer por bien o feliz que te sientas ya.

Nada en la vida sienta tan bien como «vivir por siempre joven». Deseo que este libro se convierta en tu libro del cambio. Quiero que lo lleves contigo y vuelvas a leerlo muchas veces. Cada vez que lo hagas, descubrirás algo más sobre el estilo de vida con el que sueñas, porque su sabiduría seguirá siendo relevante para ti durante el resto de tu vida.

TEMAS RECURRENTES

Aunque cada uno de los diez secretos del libro está bien diferenciado, hay varios temas importantes que se repiten y que son esenciales en mis enseñanzas. Conviene introducirlos ahora, antes de empezar.

Conocer tu cuerpo

De niños vivimos principalmente en nuestro cuerpo: somos físicos, instintivos, impulsivos, naturales. De adultos, la mayoría de personas vive en su mente. A lo largo del libro te animaré a desconectar de tu mente, excesivamente activa, y a reconectarte con el milagro del cuerpo humano.

Añadiré algo más de flexibilidad a tu vida, porque si el cuerpo se vuelve rígido, no solo eres menos capaz físicamente que antes, sino que tu mente también tiende a anquilosarse. Descubrir formas de moverte que te resulten divertidas, intuitivas y alegres te ayudará a volver a conectarte con tu cuerpo físico y retrasar el envejecimiento de tu cuerpo y tu mente.

También creo firmemente en los beneficios de una dieta alcalina para una salud óptima. A muchas personas, el exceso de acidez en el organismo las está oxidando de dentro hacia fuera. El estado natural de tu cuerpo es alcalino, y cuando el ácido se apodera de él, acelera el envejecimiento y puede dar lugar a todo tipo de enfermedades. Durante mis investigaciones, he averiguado que los hombres y las mujeres que viven hasta superar los cien años son muy activos. Las personas longevas que he conocido son muy alcalinas, por lo que creo que esta es la clave de tu proceso para vivir por siempre joven.

Conocer tu mente

Nada en la vida significa algo hasta que tú no le confieres significado. Así que conocer tu mente es fundamental. Veremos cómo mejorar tu memoria y tu aprendizaje, pero más que nada veremos cómo despejar tu mente para que tengas más claridad en tu vida (¡sé que esa idea te relaja!) Cuando la mente está despejada, puedes concentrarte en asegurarte de que tus pensamientos sean positivos y te sirvan, en lugar de ser negativos y estresantes. Tu mente dirige tus pensamientos, sentimientos y acciones; ha llegado el momento de controlarla de la forma más positiva posible.

Conocer tu espíritu

Hoy en día la mayoría de personas se sirve del wifi, ¿no? No lo vemos, tocamos ni olemos porque carece de forma; es decir, no es algo físico. Aun así, dependemos de él en nuestra vida diaria hasta tal punto que cuando no podemos conectarnos a Internet nos estresamos porque nos sentimos completamente «desconectados». Esta es una analogía fantástica de lo que denominamos nuestro «espíritu»: la sensación de alma y energía que puede aportar mucho poder, confianza, magia, fuerza, sabiduría, placer, alegría y amor a nuestra vida. Si decidimos no creer en él, o si nos permitimos desconectarnos de este «espíritu», solemos sentirnos estresados (puede que no sepamos que la razón es esa, pero lo es).

¡La forma más fácil y natural de reconectar con el espíritu es, simplemente, encontrar y hacer lo que te proporciona verdadera alegría! Encontrar tu alegría te abre a una energía vital fundamental que se encuentra en el interior de cada uno de nosotros. Muchas de las culturas antiguas del mundo hablan de esta energía que vive en nuestro cuerpo «sutil» o no físico. Cuando esta energía vital fluye libremente por tu cuerpo sutil, te sientes feliz, relajado, en paz y equilibrado.

He tenido la suerte de trabajar con personas increíblemente espirituales, chamanes y sanadores que, a mi entender, se cuentan entre los seres más iluminados que viven hoy en día. Ellos han compartido conmigo una sabiduría ancestral y eterna que nos permite reconectarnos y estar en sintonía con nuestra vida moderna. ¿Dónde está esta sabiduría? Creo que está en los espacios de la vida: los espacios en el interior de nuestras células, en nuestra mente, incluso entre las palabras de esta página. El espacio está donde está el espíritu porque carece de forma y es ilimitado. Hay mucho más en ti, en la vida y en el universo de lo que el ojo humano puede ver. Conectarnos con los espacios nos abre a más posibilidades y nos ayuda a ver, más allá del miedo y la duda, un lugar libre de preocupaciones y lleno solo de luz, confianza y fluidez.

EN SUMA: CÓMO EMPLEAR ESTE LIBRO

El mejor modo de emplear este libro es avanzar despacio por cada capítulo para conocer cada «secreto» y saber cómo aplicarlo a tu vida. Te recomiendo leer los secretos por orden, puesto que cada uno se basa en el anterior. Hay cierto entrecruzamiento, pero persevera con cada capítulo y adopta medidas para poner en práctica las ideas y los ejercicios en tu vida. No obstante, si no dispones de demasiado tiempo y crees que determinado capítulo puede ser *particularmente* beneficioso para ti, tómalo, por supuesto, como punto de partida.

Cuando hayas terminado de leer el libro, léelo de nuevo. O, si no tienes tiempo para leerlo entero, lee un capítulo que te haya resultado particularmente útil o difícil la primera vez.

Te recomiendo leer el libro varias veces si es posible, aunque sea a lo largo de un período largo de tiempo. Cada vez descubrirás algo nuevo, o redescubrirás algo que habías olvidado. Y leerlo más de una vez te permitirá interiorizar la información y llevarla a la práctica adecuadamente. Lo ideal es que el consejo se convierta en una parte natural e instintiva de tu vida, no en algo que estás forzando.

La primera vez que lo leas, la información aparecerá en tu radar y es probable que empieces a adoptar medidas para lograr tus objetivos. Creo que la segunda vez te parecerá estar leyendo otro libro; verás en él cosas totalmente nuevas y distintas que pasaste por alto la primera vez. Léelo unas cuantas veces más y la orientación que contiene el libro te calará realmente en el alma; lo vivirás más instintivamente e irradiarás tu nueva energía, juventud y felicidad.

¿Qué te espera en cada capítulo?

Al principio de cada capítulo, te daré a conocer el secreto de ese capítulo y te ofreceré una perspectiva general del contenido de ese capítulo.

Encontrarás entonces un apartado titulado «**¿Dónde estás ahora? (1.ª parte)**». En él se incluyen **cinco frases** relacionadas con el secreto en cuestión que te invito a puntuar de acuerdo con lo ciertas que sean en tu caso. Anota tu puntuación en una libreta a tal efecto. Cuando valores las frases, intenta no pensártelo demasiado. Deja que tu cuerpo te indique la puntuación (puede parecer extraño, pero tienes que limitarte a seguir tus instintos sin dejar que el parloteo mental se interponga en tus valoraciones instintivas de las frases).

Al final de cada capítulo, te pediré que eches un vistazo a las mismas cinco frases, **«¿Dónde estás ahora? (2.ª parte)»**, y te puntúes de nuevo. Lo ideal es que, cada vez que leas el capítulo y lleves a la práctica algunas de las sugerencias, tu puntuación aumente, por lo que asegúrate de conservar anotados los resultados. Te sugiero que te marques como objetivo lograr una puntuación igual o superior a 40 sobre 50. Una vez hayas alcanzado una puntuación igual o superior a 40, ¡felicidades! ¡Dominas ese secreto! Y si tu puntuación todavía no llega a esta cifra, no te preocupes. Encontrarás consejos para alcanzarla.

Pero, por favor, no te alarmes si no has alcanzado tu puntuación deseada. A veces lleva algo de tiempo acabar con viejos hábitos, así que no pierdas la fe y no desfallezcas. Si es necesario, regresa al apartado «Te toca» de cada capítulo para revisar tus iniciativas clave y asegurarte de que, además de gustarte la *idea* de hacerlas, confías plenamente poder introducirlas en tus quehaceres diarios. ¿Te siguen pareciendo las más adecuadas para el punto en el que se encuentran ahora las cosas? Después, una vez que hayas llevado a la práctica tus técnicas/iniciativas revisadas durante un período prolongado de tiempo, trata de volver a puntuarte usando el apartado «¿Dónde estás ahora? (2.ª parte)» para ver qué tal te va esta vez. Poco a poco tendrías que empezar a ver y *notar* los resultados.

Entre una y otra evaluación, recibirás mucha información valiosa, incluida una gama de actividades y ejercicios prácticos que te ayudarán a reforzar el tema principal del capítulo. Para acompañar algunas de estas actividades, he creado también una página web de **recursos en línea**, que encontrarás señalados con un asterisco (*) cuando aparezcan en el libro; en la página 281 figura una lista completa de estos recursos.

Cada capítulo contiene además una lista de **las 10 mejores ideas para vivir por siempre joven**. Se trata de frases que resumen o recuerdan ideas tratadas en el capítulo. Si un día crees que necesitas inspiración pero no dispones de tiempo para leerte todo el capítulo, lee esos apuntes concisos y accesibles sobre los principios clave que tienes que tener presentes.

Asimismo, cada capítulo contiene al menos una cita de un coetáneo mío que me parece inspirador en el mundo del bienestar (*wellness*). Estas perlas, cuidadosamente seleccionadas, proporcionan una mayor comprensión y otra perspectiva del tema en cuestión.

Y, crucialmente, hacia el final de cada capítulo también encontrarás siempre un apartado titulado «**Te toca**» que te animará a implicarte a nivel personal en lo que acabas de leer para decidir (y comprometerte con) las principales formas en las que vas a integrar en tu vida diaria, a partir de entonces, los nuevos y saludables hábitos para «vivir por siempre joven».

Si alguna vez te cuesta decidir qué quieres comprometerte a hacer, prueba la siguiente técnica de «**Absorto en la música**» para ayudarte a desconectar de tu mente y conectar más con tu corazón y tu cuerpo:

- Pon una canción que te resulte divertida y vigorizante.
- Déjate ir y siente de verdad las buenas vibraciones de la música, sintonizando con los instintos y los sentimientos más profundos de tu cuerpo.
- Permítete moverte, bailar e incluso cantar si te apetece, recordando el tema del capítulo que acabas de leer, pero sin concentrarte demasiado en él.
- Cuando la canción haya terminado, inspira hondo, siéntate con papel y bolígrafo y anota, instintivamente, tres formas sencillas con las que podrías empezar a llevar a la práctica las

sugerencias del capítulo, sin pensar excesivamente en ello. Si tres te parecen demasiado, concéntrate en anotar una para empezar y avanzar a partir de ahí.

Y, finalmente, también encontrarás un recordatorio para volver a hacer un **ejercicio de la rueda del equilibrio vital**, que animo a mis clientes a hacer a intervalos regulares para evaluar lo satisfactorios que les parecen en aquel momento los distintos ámbitos principales de su vida y averiguar así a qué ámbitos les iría bien dedicar más tiempo y energía. Encontrarás más información al respecto en **el dorso** de esta página.

Recuerda que tu proceso es único. Aunque puedo aconsejarte sobre los temas generales, no puedo predecir tu recorrido. Sin embargo, te orientaré para lograr que tu cabeza (y tu corazón) estén en la mejor disposición posible para elegir iniciativas que te sientas capaz, seguro e ilusionado de poner en práctica.

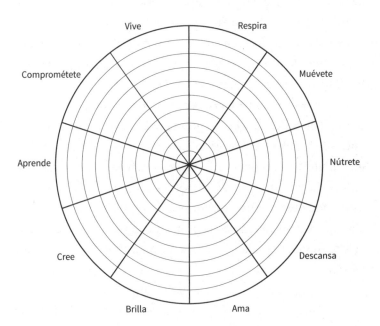

EJERCICIO DE LA RUEDA
DEL EQUILIBRIO VITAL

En la página anterior figura un ejemplo de la rueda del equilibrio vital que mencioné hace un momento. Observa que cada gajo de la rueda corresponde a uno de los capítulos de este libro, los 10 «secretos» para «vivir por siempre joven», con la idea de que tengas la oportunidad de evaluar lo satisfecho que te sientes actualmente en cada ámbito de tu vida.

Haz varias copias de esta rueda, ya sea con una fotocopiadora o a mano, y usa una de las copias para hacer el ejercicio en lugar de este original, de modo que dispongas siempre de esta versión en blanco por si necesitaras más copias en el futuro.

Toma después una de tus copias de la rueda y, siguiendo el sentido de las agujas del reloj y empezando por «Respira», rellena lo que te parece bien a nivel instintivo en términos de lo satisfactorio que te resulta cada ámbito de tu vida. Si crees que ya estás al 100% en alguna de estas secciones, porque crees que ese ámbito de tu vida es totalmente extraordinario, sombrea la totalidad de ese gajo. Si, por ejemplo, crees que descansas muy bien pero existe un pequeño margen de mejora, podrías sombrear el 80% del gajo correspondiente a «Descansa». Si crees que estás al 50%, sombrea la mitad del gajo, etc. Si crees que hay un ámbito concreto que es totalmente deficiente en tu vida, no rellenes ninguna parte de esa sección. Y así sucesivamente... Fíjate que digo «crees» porque es mucho más potente «creer» algo que pensarlo... Puedes usar un color distinto para cada gajo si eres un pensador visual, pero con un bolígrafo o un lápiz basta.

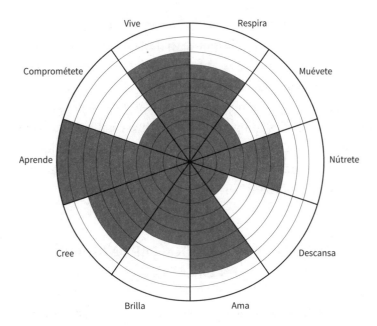

Sobre estas líneas figura un ejemplo de una rueda rellenada. Observarás que esta persona se siente muy feliz con sus progresos en el apartado de la sección «Aprende» pero le iría bien dedicar más tiempo a mejorar los ámbitos de «Descansa», «Muévete» y «Comprométete» de su vida, lo que significa que podría decidir concentrarse primero en esos capítulos del libro, o bien hacerlo más que en los demás.

La rueda de cada persona será distinta desde el punto de vista del equilibrio; de eso se trata. Pero te invito a que, una vez hayas leído cada capítulo y comenzado a poner en práctica sus consejos y sus técnicas, tomes una de las copias en blanco que has hecho de la rueda y rellenes de nuevo la sección correspondiente. Haz lo mismo para cada capítulo a medida que vayas avanzando. Cuando hayas rellenado los diez gajos, compara esta versión de la rueda con la que rellenaste antes de empezar a leer el libro para comprobar tus progresos.

Repite este ejercicio cada vez que releas un capítulo o el libro, indicando en cada versión la fecha para que te sirva de referencia en el futuro. Espero que esto te proporcione una buena representación visual de tus progresos.

Aunque todos estamos en puntos distintos en diferentes momentos, todos compartimos el objetivo común de que la totalidad de los ámbitos de nuestra vida no solo estén equilibrados sino que además sean lo más satisfactorios y, por consiguiente, lo más plenos posible.

CONSEJOS DESTACADOS PARA AYUDARTE EN EL CAMINO

Por último, antes de iniciar el proceso para «vivir por siempre joven», a continuación expongo mis principales verdades para ayudarte a concentrarte y a prepararte:

- No te concentres en los problemas de tu vida, guíate por las soluciones y valora a tus seres queridos creando recuerdos mágicos.
- Las posesiones materiales no te harán feliz. Elige la salud como base.
- No persigas la felicidad; conviértete en felicidad y comparte esa bendición.
- Dedica tiempo a ayudar a los demás; es bueno para tu bienestar.
- Te perderás a ti mismo si intentas hacer feliz a todo el mundo. Concéntrate en encontrar la felicidad en tu interior e irrádiala a quienes te rodean.
- La perfección no existe; si te quedas atascado intentando hacer que las cosas sean perfectas, solo generarás sufrimiento.

- Los actos hablan siempre más alto que las palabras, así que no pienses o hables: ¡actúa!
- Ejercita tus talentos; son únicos y especiales, y te harán sentir bien.
- Tu pasado no es igual a tu futuro, así que aprende a vivir cada momento.
- Eres el guionista, el director y la estrella de tu vida, así que haz que tu vida merezca la pena vivirla. Estás al mando y tienes el control de ti mismo (pero no de nadie más).
- Lo que importa no es lo que te pasa en la vida, lo que cuenta es cómo reacciones a lo que pasa y cómo creces con ello.
- Reconéctate con tu niño interior: vuélvete más juguetón, inocente, honesto, curioso y auténtico.
- Baila un poco todos los días con total desinhibición y siente esa libertad en tu cuerpo y tu mente.
- Ve lo que es fantástico de la gente, de ti mismo y de la vida, y no te quedes atrapado formando parte del problema; conviértete en parte de la solución.
- Por más «jóvenes» que nos mantengamos, todos moriremos algún día, y no sabemos cuándo: cada día es un regalo, aprovéchalo al máximo.

Y, sobre todo, ¡disfruta!
¡Vive fuerte, vive sano, vive muchos años y vive ahora!
Skip

SECRETO 1: RESPIRA

Cuando un buen amigo mío me dijo que no podía explicar a la gente cómo respirar, y mucho menos hacerlo figurar como un «secreto» en mi nuevo libro, disentí por completo. Aunque, por supuesto, respirar no es en sí ningún secreto (todos lo hacemos automáticamente tanto si estamos despiertos como si dormimos), el arte de respirar *correctamente*, es decir, profunda y completamente, es sin duda algo que la mayoría de la gente podría hacer si le prestara más atención. La verdad es que, aunque sabemos a qué nos referimos al hablar de respirar «correctamente», muy pocos de nosotros lo hacemos.

En este capítulo te explicaré en qué consiste una respiración óptima, por qué es fundamental, qué hace y también cómo hacerla para que beneficie todo tu cuerpo, tu mente y tu espíritu. Repasaremos la fisiología de la respiración y la importancia del oxígeno para vivir por siempre joven, y por el camino echaremos un vistazo a algunas técnicas estructuradas de respiración que te ayudarán a volver a respirar completamente.

Pero, antes de empezar, veamos dónde estás ahora mismo en lo que a tu respiración se refiere.

¿DÓNDE ESTÁS AHORA? (1.ª PARTE)

Por favor, puntúa en una escala del 1 al 10 las siguientes frases relacionadas con la respiración, siendo 1 «nada cierto en mi caso» y 10 «totalmente cierto en mi caso». Anota tu puntuación. Más adelante, cuando hayas finalizado este capítulo y hayas empezado a poner en práctica los consejos, plantéate de nuevo estas cuestiones.

- Cuando inspiro regularmente, se me eleva el abdomen antes que el tórax.
- Cuando me encuentro con un obstáculo durante el día, me detengo e inspiro hondo antes de reaccionar.
- Hago un esfuerzo consciente por usar mi respiración como centro de meditación relajante o de tiempo para mí todos los días.
- Nunca he tenido un ataque de pánico o una sensación de opresión en el pecho, ni falta de aliento al estar estresado.
- Puedo hacer ejercicio 30 minutos con un esfuerzo del 60% sin quedarme sin aliento.

LA NECESIDAD DE RESPIRAR

El cuerpo humano necesita muchos nutrientes distintos, junto con agua y un sinfín de procesos metabólicos para mantenerse vivo. Pero no hay nada más vital para tu supervivencia que el oxígeno: todas las células de tu cuerpo, desde las uñas de los pies o el hígado hasta el corazón o el cerebro, lo necesitan. De hecho, lo necesitas tanto que tu inteligente cuerpo se asegura de que lo obtengas sin tener que pensar en ello.

El problema es que, como no tenemos que pensar en respirar, muchos no respiramos correctamente. Al decir «correctamente» me refiero a hacerlo profundamente, dejando que el aire eleve tu abdomen, ascienda hacia los pulmones para llenarlos y eleve tu tórax. De pequeños, todos solíamos respirar así de modo natural. Pero al hacernos mayores, la mayoría dejamos de mantenernos totalmente erguidos (comprueba ahora tu postura: ¿estás encorvado?), lo que limita el espacio que nuestros pulmones tienen para expandirse y reduce la cantidad de oxígeno que inspiramos en cada respiración. Poco después, se vuelve habitual que respiremos usando solamente la parte superior de los pulmones (el tórax se eleva, el abdomen permanece inmóvil).

UNA LECCIÓN RÁPIDA SOBRE RESPIRACIÓN

Respirar es importante. Míralo de este modo: si te pierdes en plena naturaleza, sobrevivirás unas tres semanas sin comida, unos tres días sin agua, al cabo de tres horas necesitarás un sitio para resguardarte si hay ventisca o hace un calor abrasador; pero, y ahí está la cuestión, solo vivirás unos tres minutos sin oxígeno. Antes de que sigamos adelante, quiero ofrecerte una rápida perspectiva general de lo que sucede cuando respiras para que comprendas por qué es tan importante para vivir por siempre joven.

Una simple inspiración es, de hecho, una serie de contracciones musculares que introducen el aire en tus pulmones: tu diafragma (un cinturón muscular que se arquea en tu torso) se contrae y empuja hacia abajo, y los músculos situados entre tus costillas (tus músculos intercostales) también se contraen. La combinación de estas dos acciones crea un vacío que obliga al aire a entrarte por la nariz o la boca y dirigirse hacia tus pulmones. Cuando el diafragma y los músculos intercostales se relajan, el aire sale expulsado.

Una vez que el aire está en el interior de tus pulmones, unas minúsculas estructuras parecidas a globos llamadas alveolos se expanden, y las moléculas de oxígeno atraviesan las paredes de las células alveolares y acceden al torrente sanguíneo. Todos los diminutos capilares sanguíneos que rodean los alveolos desembocan en la vena pulmonar, el principal vaso sanguíneo que conduce la sangre desde los pulmones hacia el corazón, desde donde es bombeada por todo el cuerpo, y las células liberan su oxígeno para dar energía a todos los sistemas corporales. De modo que, como ves, cuando respiras correctamente todo tu cuerpo se beneficia y tus niveles de energía aumentan.

Por si esto no te ha convencido del todo, te proporciono a continuación algunos datos científicos sobre la respiración que me parecen bastante alucinantes.

En 1923, el fisiólogo alemán Otto Warburg privó de oxígeno a algunas células de rata hasta reducir la cantidad de oxígeno disponible para ellas un 70% con respecto a la cantidad que habrían recibido en un cuerpo vivo. Algunas de estas células murieron, otras se debilitaron y la mayoría mutó (generalmente, las células que mutan pueden volverse cancerosas). El doctor Harry Goldblatt, un investigador estadounidense muy conocido a mediados de la década de 1900 por sus conocimientos sobre la naturaleza de la sangre, hizo descubrimientos parecidos. Por otro lado, el doctor Alexis Carrel, un biólogo francés que trabajó durante la primera mitad del siglo XX, tomó células de gallinas viejas (12 años, que para una gallina es una edad avanzada) y se aseguró de que recibieran la cantidad correcta de oxígeno. También se aseguró de que esas células dispusieran de los nutrientes correctos y estuvieran libres de productos de desecho. Esas células de gallina, aunque desde el punto de vista de la vida de una gallina estaban casi a punto de morir, llegaron a sobrevivir al propio Carrel. Antes de morir, Carrel escribió: «Si das a las células lo que necesitan (oxígeno y nutrientes, y la eliminación de los productos de desecho) y evitas la ruptura física, las células pueden vivir eternamente».

Para que quede claro: no estoy diciendo que, si no empezamos todos a respirar correctamente, vamos a terminar terriblemente enfermos. O que si empezamos a respirar mejor, viviremos eternamente. Solo quiero poner de manifiesto que la respiración es fundamental, esencial y vivificante. (También vale la pena mencionar que los tratamientos con oxígeno puro pueden resultar nocivos para la salud. La mejor fuente de oxígeno procede del aire más limpio que puedas encontrar.)

Es una historia real...

En mi niñez, sufría constantes infecciones torácicas y estaba prácticamente siempre sometido a algún tipo de medicación. Si hacía alguna forma de ejercicio físico, me quedaba sin aliento y solía tener un ataque de asma. Me aconsejaron no hacer ningún ejercicio físico, ya que era evidente que el ejercicio físico no era bueno para mí. Aunque entonces no me percatara de ello, ¡era todo lo contrario a un buen consejo! Lo que yo necesitaba era fortalecer mis pulmones respirando hondo al hacer ejercicio. Porque mis pulmones se habían debilitado debido a la falta de uso. Como mencioné en la Introducción, un amigo de la familia me aconsejó que practicara natación y gimnasia para fortalecer mi cuerpo y mis pulmones y mejorar mi forma física en general. Esto cambió totalmente mi vida para bien. Hacía ejercicio, respiraba correctamente y fortalecía mi cuerpo y mi mente. Mi salud comenzó a mejorar desde el primer día. El ejercicio que hacía era realmente divertido (es fundamental disfrutar con lo que haces), y resultó ser la mejor medicina.

Todos los días necesitas aire fresco. El aire lo es todo. Es lo más importante para tu vida.

Don Tolman, conocido como «Wholefood Medicine Man», entrenador y autor

---

APRENDER DE NUEVO A RESPIRAR

Sacar el máximo partido de cada respiración es realmente un caso de «si no lo usas, lo pierdes»; tus pulmones necesitan ejercicio, igual que los músculos de tus brazos, tus piernas, tu abdomen, etcétera. Si reaprendes a respirar correctamente, como hacías cuando eras pequeño, fortalecerás tus pulmones, aumentarás su capacidad y te asegurarás de que estás llenando tu cuerpo del oxígeno que te da vida y salud, lo que te ayudará a mantenerte por siempre joven. Si no prestas atención a cómo es tu respiración, verás que la falta de oxígeno en tu cuerpo provoca cansancio, fatiga y una mayor toxicidad (si tenemos en cuenta que cada vez que exhalamos expulsamos toxinas, al espirar superficialmente no se expulsan tantas toxinas como sería deseable). La falta de una respiración profunda y saludable conllevará también el envejecimiento prematuro de tu piel y de otras células de tu cuerpo. Un artículo del *Journal of the Royal Society of Medicine* sugería que una respiración rápida y superficial puede provocar fatiga, alteraciones del sueño, ansiedad, trastornos estomacales, acidez, gases, calambres musculares, mareo, problemas visuales, dolor torácico y palpitaciones cardíacas. ¡La lista es larga e innecesariamente aterradora!

Respirar bien implica a la parte inferior más que a la parte superior del torso. Cada respiración debería expandir tu tripa, tu zona lumbar y tus costillas. Piensa en llenar un vaso de agua. El agua empieza por el fondo del vaso y va ascendiendo hacia el borde.

Cuando respires correctamente, observarás que te falta menos el aliento al esforzarte durante el ejercicio, y tendrás una mayor resistencia para hacerlo más rato.

....

Pruébalo ahora: tres minutos de libertad*

En este instante, cuando inspires, expande primero la tripa y después el tórax; y después, cuando espires, contrae la tripa y expulsa todo el aire estancado.

Prueba ahora este ejercicio de respiración diafragmática, y márcate como objetivo hacerlo tres minutos dos veces al día, todos los días. Yo lo llamo «Tres minutos de libertad» porque estás liberando tus pulmones para captar el oxígeno vivificante, y posee el maravilloso efecto secundario de liberar también espacio en tu mente. Haz respiraciones largas y lentas durante el ejercicio, intentando hacer que la espiración sea más larga que la inspiración. La mayoría de personas respira entre 12 y 16 veces por minuto; proponte hacerlo entre ocho y diez veces, con respiraciones más hondas y valiosas.

- Siéntate, túmbate o ponte de pie con la espalda recta. (Puedes poner música suave de fondo si quieres, y procura hacerlo con vistas a la naturaleza, aunque eso no es fundamental, por supuesto.) Pon un cronómetro o temporizador a tres minutos y empieza.

- Relaja los hombros al espirar, fijándote en cómo descienden alejándose de tus orejas al liberar la tensión.

- Ponte las manos sobre el abdomen, con las puntas de los dedos en contacto, e inspira. Observa cómo el aire te recorre el tórax y observa cómo tus manos sobre el abdomen se elevan y las puntas de los dedos se separan cuando el aire llega a la parte inferior de tus pulmones.

- A continuación espira, y observa cómo tus manos sobre el abdomen descienden al hacerlo. Procura que tu espiración sea un poco más larga que tu inspiración para asegurarte de haber expulsado todo el aire estancado antes de iniciar la siguiente inspiración. Recuerda, respiraciones largas y lentas. Haz una pausa después de cada espiración sin inspirar. Concéntrate en la quietud; tu cuerpo respirará cuando necesite hacerlo.

- Puedes inspirar por la nariz y espirar por la boca, si quieres, o inspirar y espirar por la nariz si lo prefieres. Elige un estilo que te vaya bien. Lo fundamental es llenar tus pulmones de oxígeno.

- Sigue respirando, observando cómo tus manos ascienden y descienden, durante tres minutos enteros. Cuando los tres minutos hayan terminado, suelta las manos y haz unas cuantas respiraciones naturales antes de seguir con tu día.

He descubierto que solo se tarda diez minutos en enseñar a alguien a respirar de nuevo correctamente. Ahora bien, estoy convencido de que si haces este ejercicio de respiración con el abdomen dos veces al día durante una semana, la correcta respiración diafragmática pasará a ser automática para ti en poco tiempo. Te recomiendo que añadas recordatorios en tu móvil o que los pongas por tu casa para recordarte dedicar tiempo a hacer este ejercicio dos veces al día. La repetición y la regularidad son vitales para hacer que esta respiración completa y profunda vuelva a ser automática.

....

RESPIRAR PARA MANTENERSE POR SIEMPRE JOVEN

Has aprendido a respirar de nuevo «correctamente» y sabes que hacerlo te ayudará a mantener las células de tu cuerpo debidamente oxigenadas y sanas. ¿Cómo repercute eso en vivir por siempre joven?

Reducir la toxicidad

Hay toxinas en todas partes: en los alimentos, en el aire, incluso en tu propio cuerpo como resultado del estrés o la ansiedad. Respirar no solo introduce en tu cuerpo oxígeno que da vida; también elimina de él toxinas que limitan la vida. De hecho, respirar representa el 70% de tu función corporal para librarte de toxinas nocivas.

Reparar las células de tu piel

El oxígeno facilita que todas las células de tu cuerpo prosperen (por eso se suele introducir a los heridos de gravedad en cámaras de oxígeno, para inundar su cuerpo y todos sus componentes de los nutrientes que necesita para vivir). Es lógico, pues, que las células de tu piel necesiten oxígeno para vivir. En los niveles más profundos de tu piel, el oxígeno es esencial para el proceso que ayuda a las células de tu piel a producir colágeno y elastina, que proporcionan su elasticidad a la piel. En los niveles más superficiales, tu piel necesita oxígeno para la renovación de las células sanas, eliminando las células viejas y sustituyéndolas por nuevas células sanas que te mantienen libre de imperfecciones.

Liberar dolor

La tensión y el dolor físico, incluido el dolor de cabeza, y el dolor articular y muscular pueden aliviarse y liberarse respirando hacia el dolor. Utiliza el ejercicio de los «Tres minutos de libertad» (página 37) para hacerlo, solo que esta vez, cada vez que inspires, visualiza el aire dirigiéndose hacia el lugar del dolor e imagina que este dolor se libera un poco cada vez que espiras. Cuando tenemos alguna molestia, solemos cometer inconscientemente el error de contener el aliento en lugar de respirar deliberada y conscientemente para acabar con el dolor. Lo cierto es que, si bien esta práctica conlleva una liberación mental, se produce también una liberación física, puesto que sin oxígeno tu cuerpo no puede repararse a sí mismo.

Reducir tu estrés

Si has tenido alguna vez un ataque de pánico, conocerás la aterradora opresión que se siente en el pecho, como si no pudieras respirar. Ello se debe a que, cuando el estrés es alto, los vasos sanguíneos se dilatan y desvían toda la sangre hacia tus músculos para prepararte para combatir el peligro o huir de él. De hecho, el oxígeno inspirado desciende rápidamente, la respiración se vuelve superficial y rápida y el cuerpo, en conjunto, se ve privado de oxígeno.

Podemos, pues, usar la respiración para combatir de manera eficaz el estrés respirando profundamente con el abdomen para recuperar una sensación de calma. Prueba el ejercicio de la página siguiente para reducir la sensación de estrés y favorecer la relajación y el equilibrio.

Mejorar el autocontrol

Piensa en la semana pasada. ¿Cuántas veces tuviste una reacción instintiva que te hizo estallar hablando bruscamente a alguien, o dando un portazo o, simplemente, frunciendo el ceño, enfurecido, a la pantalla de tu ordenador? La cuestión es que al reaccionar de una de estas formas te conviertes en parte del problema, en lugar de mantenerte fuera de él para poder resolverlo.

¿Qué pasaría entonces si usaras la respiración para crear una pausa? La próxima vez que notes que tus emociones se descontrolan, deja lo que estés haciendo y concéntrate en tu respiración. Dirige literalmente tu atención a la sensación de tener el aire que vas a inspirar en la punta de tu nariz. Siéntelo (como hiciste en el último ejercicio, en la página 37) y deja que tu respiración te calme. Sigue el aire al inspirar y al espirar. Al concentrarte así en la respiración, creas un espacio entre tú y el problema. En cuanto empieces a notar que te sientes algo mejor, lo que puede ocurrir en cuestión de segundos, regresa a la situación y obsérvala con una mayor sensación de equilibrio y proporción. Ahora eres un observador tranquilo en lugar de parte del problema, y estás en una situación mucho mejor para encontrar una solución razonable y meditada.

Nutrir el espíritu

Me encanta la parte espiritual de quienes somos, porque cuando ayudo a la gente a reconectarse con sus aspectos no visibles y no físicos, esta experimenta un estado natural que está lleno de buenas vibraciones, más allá del ámbito de los pensamientos, en un lugar donde todo es posible. Durante mi trabajo con la respiración, he visto personas que han tenido experiencias extracorpóreas en las que parecen estar flotando sobre ellas mismas observando lo que ocurre, vencen un dolor debilitante e incluso su visión mejora cuando antes necesitaban gafas. Parece extraordinario pero es cierto, y el trabajo con la respiración constituye una parte importante del proceso.

◇◇

Respirar para la relajación y el equilibrio

En primer lugar, concéntrate en tu postura. Observa la postura de los niños: tienen los hombros echados hacia atrás y hacia abajo de forma natural; tienen la espalda erguida y el pecho abierto de forma natural. Esto es esencial para respirar correctamente. Si estás encorvado o acumulas tensión en el cuello y los hombros, es imposible que hagas llegar respiraciones adecuadas a tus pulmones. Relaja tu postura y respira hondo. Practica el siguiente ejercicio cuando notes que la tensión aumenta o al final de un día estresante para recuperar la sensación de calma. Como solo lleva dos minutos, ¡seguro que tienes tiempo para hacerlo! No intentes cambiar tu respiración para este ejercicio, limítate a observarla.

• Siéntate, ponte de pie o túmbate cómodamente en un sitio donde nada te moleste. Concéntrate totalmente en la sensación de tu respiración, notando el aire en la punta de tu nariz o en tus labios al inspirar y espirar. Nota realmente la sensación y deja que esa sensación sea plenamente consciente. Inspira el aire de forma lenta y controlada, sin tragarlo ni soltarlo de golpe. No controles el ritmo; deja que tu respiración se produzca libremente.

- Ahora, si todavía no lo estás haciendo, inspira y espira por la nariz. Haz respiraciones largas que te llenen totalmente el abdomen y los pulmones. Recuerda que no estás forzando la respiración, sino dejando que se produzca de forma natural. Empieza a notar el ritmo de tu respiración natural. Al hacerlo, el estrés empezará a reducirse de forma natural. Hazlo dos minutos en total.

◇◇

La respiración une la mente y el cuerpo y el espíritu en armonía, lo que te eleva a una frecuencia más alta (página 206) y te permite alcanzar una profunda autosanación. Aunque este concepto pueda parecernos irreal en Occidente, en Oriente la idea de la conexión de la respiración con la mente y el cuerpo es una parte fundamental del conocimiento espiritual y físico. Toma el yoga, por ejemplo. Los yoguis creen que en el cuerpo fluye una energía vital llamada *prana* (esta misma energía recibe el nombre de *chi* en la medicina tradicional china, y *ki* en la medicina japonesa). Esta energía, como la energía que nuestro sol proporciona a toda la vida de nuestro planeta, nunca se agota. Quienes practican yoga usan los llamados *pranayama* (técnicas de respiración) para conectar el cuerpo con la respiración a fin de liberar el flujo de energía sutil por el cuerpo para favorecer el equilibrio y la buena salud, y para nutrir el espíritu. Creen que no solo favorece un cuerpo y una mente sanos, sino que también prolonga la vida.

Existen muchas formas de *pranayama*, que contribuyen, todas ellas, a inundar el cuerpo de oxígeno a través de una respiración profunda, rítmica y decidida. Durante el *pranayama*, tus pulmones se expandirán y tu diafragma se aplanará. Este movimiento del diafragma masajea tus órganos internos, incluidos el hígado, el estómago y los riñones, liberando el flujo de *prana* por todo tu organismo.

Me gusta practicar ejercicios de *pranayama* cuando estoy en un atasco de tráfico o en un avión. Eso, por supuesto, mejora el flujo de oxígeno en mi cuerpo, pero también me proporciona algo en lo que concentrarme y me aporta sensación de calma. Fortalece mi espíritu al convertir el tiempo muerto en un tiempo que contribuye a mejorar no solo mi salud física sino también mi salud mental. Para quienes tengan fuertes cefaleas causadas por la tensión que aparecen al final de un día agotador, el *pranayama* contribuye a aliviarlas.

◇◇◇

Cómo practicar el ujjayi pranayama

El *pranayama* no consiste simplemente en respirar hondo; consiste en controlar la respiración y, en el caso expuesto a continuación, en lograr una respiración lo más profunda posible. Esto te permitirá expandir los pulmones hasta su capacidad máxima y usar la repetición meditada y rítmica de la respiración para tranquilizar tu mente:

- Siéntate o ponte cómodamente de pie con la columna vertebral recta. Cuando estés cómodo, inspira lo más hondo que puedas por la nariz, dejando que tu abdomen ascienda de modo natural, como si el aire estuviera hinchando tu abdomen como un globo.
- Al hacerlo, proponte crear un sonido hueco en la parte posterior de tu garganta, un poco como el sonido «Jaaaaaa» pero

con la boca cerrada. ¡Piensa en Darth Vader! O, si prefieres algo menos oscuro, en el sonido de las olas del mar, puesto que esta forma de respiración, conocida en la tradición yóguica como *ujjayi pranayama*, es conocida también a veces como respiración oceánica.

- Cuando tu abdomen haya alcanzado su capacidad máxima, empieza a espirar, de nuevo por la nariz. Espira de forma larga y lenta, creando otra vez este sonido hueco meditativo en la parte posterior de tu garganta. Deja que tu abdomen se deshinche, acercando el ombligo hacia tu columna vertebral.

- Cuando hayas soltado todo el aire, inspira completamente otra vez. Adopta un ritmo con las relajantes inspiraciones y espiraciones de esta técnica *ujjayi pranayama*.

- Continúa tanto rato como te resulte agradable, concentrándote solo en tu respiración. Si tu mente divaga, concéntrala de nuevo en el sonido, el movimiento y la sensación de tu respiración. Recuerda que tu abdomen se expande al inspirar y se deshincha al espirar.

- Entonces, cuando estés preparado, relájate volviendo simplemente a tu respiración normal.

El monje budista Thich Nhat Hanh ha dicho: «Sin una conciencia plena de la respiración no puede desarrollarse la estabilidad y el conocimiento meditativos». Como en el yoga, en el budismo existe la conexión entre mente, cuerpo, espíritu y respiración. Mediante la respiración disponemos de una vía para tranquilizar la mente y proporcionar a nuestra energía vital el espacio que se merece para florecer y fluir libremente. Desarrollamos la compasión, el amor y el conocimiento de nosotros mismos y del mundo que nos rodea.

RESPIRAR AL AIRE LIBRE

No hay ninguna duda de que respirar hondo al aire libre cuando estás rodeado de naturaleza te hará sentir más vivo. Llenarte los pulmones de aire bueno y limpio, ya sea en tu jardín o en el parque, en un bosque, junto al mar o en cualquier otro lugar del mundo natural, es la mejor forma de inundar las células de tu cuerpo de oxígeno y de potenciar al máximo todos los beneficios de una buena respiración que hemos comentado. Si tienes dificultades para estar al aire libre por cualquier motivo y tu única opción es trabajar en tu respiración en el interior de un edificio, no te preocupes, te seguirás beneficiando de los ejercicios de respiración y de respirar más completamente, aunque estar al aire libre el máximo tiempo posible es el entorno óptimo para este trabajo.

YA PUEDES RESPIRAR

Ahora que has reaprendido lo que hacías siempre de niño de forma natural, deberías poder respirar para conseguir una mayor fortaleza pulmonar, una mejor salud orgánica, una gestión mejor del dolor, una piel mejorada, una mente más tranquila y una mayor conexión con tu espíritu, lo que debería hacerte sentir más ligero, más lleno de energía y, naturalmente, ¡más joven! Además habrás aprendido a utilizar tu respiración en situaciones de estrés para crear una pausa, ayudarte a centrarte y crear un entorno en el que puedas reaccionar con amabilidad y con compasión hacia ti mismo, las circunstancias y cualquier otra persona implicada en cualquier situación.

LAS 10 MEJORES IDEAS PARA VIVIR POR SIEMPRE JOVEN: RESPIRA

- Piensa en tu respiración como en un medio para purificar tu cuerpo, eliminando las toxinas con cada espiración.
- Integra el ejercicio físico y el movimiento en tu vida siempre que sea posible para mejorar tu respiración; cuando tus pulmones son más fuertes, tu respiración también se vuelve más fuerte.
- Respira al aire libre: disfruta del aire fresco siempre que puedas.
- Concéntrate en tu respiración; eso te permitirá tranquilizar tu mente y concentrarte en el momento presente.
- Mejora tu postura y, con ello, tu respiración. Siéntate o ponte de pie, mueve los hombros hacia abajo y hacia atrás y abre el tórax y el torso para que tu respiración sea honda y vigorizante.
- Inspira hacia el abdomen y deja que el aire te llene el tórax, como si estuvieras llenando un vaso de agua, del fondo hacia arriba.
- Practica el *pranayama* lo más a menudo que puedas (encontrarás un ejemplo en la página 44) como forma de fortalecer tu respiración y también de masajear tus órganos internos.
- Piensa también en tu *pranayama* como en una oportunidad para aumentar tu energía y para aumentar la armonía entre tu cuerpo, tu mente y tu espíritu.
- Libera cualquier dolor usando el poder de tu respiración; imagina que te vas liberando del dolor con cada espiración.
- Usa tu respiración para mejorar tu autocontrol: detente, respira, actúa.

TE TOCA

Ahora que has leído la mayor parte de este capítulo, ha llegado el momento de que decidas cómo vas a hacer *tuyos* exactamente los secretos de una buena respiración integrándolos en tu vida diaria. Así que...

- Cierra el libro y piensa en las formas en las que te verías más capaz y te apetecería más empezar a llevar a la práctica las sugerencias de este capítulo, o cualquier otra idea que tengas relacionada con la respiración.
- Toma después un bolígrafo y una libreta o un pedazo de papel y escribe las tres, cuatro o cinco formas que realmente te apetecería más comprometerte a hacer, y que crees que no solo te serán realmente útiles, sino que también son factibles y sostenibles. Podrías comprometerte, por ejemplo, a practicar un ejercicio de respiración cada día a una hora concreta, como después de despertarte; fijar un día para salir regularmente al aire libre, o usar una aplicación del móvil para recordarte que compruebes que estás respirando a plena capacidad a intervalos regulares a lo largo del día.
- Si la idea de tres, cuatro o cinco cosas te abruma, empieza con solo una: la mejor forma de avanzar es yendo pasito a pasito, y si sigues con lo que empezaste, pronto ganarás impulso y querrás, y podrás, hacer más.
- Si necesitas un poco de ayuda y de ánimo para adentrarte en esta zona de toma de decisiones, prueba la técnica de «Absorto en la música» de la página 24 de la Introducción para ponerte en marcha.
- A continuación léete a ti mismo en voz alta las iniciativas que has incluido en tu lista, y comprométete con el modo, el

momento y el lugar en que vas a empezar a llevarlas a la práctica (como esta semana, o incluso *hoy* si es posible). Escribe, si quieres, estos detalles prácticos bajo las iniciativas si crees que eso te ayudará a seguirlas…

◆ Usa ahora esta lista como guía personal para mejorar la sección «Respira» de tu rueda del equilibrio vital, y recupera la lista cada vez que necesites revisarla o añadirle algo…

¿DÓNDE ESTÁS AHORA? (2.ª PARTE)

Una vez que hayas utilizado la anterior lista de iniciativas durante un mes aproximadamente, habrá llegado el momento de evaluar cómo van las cosas. ¿Recuerdas la lista de frases que puntuaste al comienzo de este capítulo? Pues bien, léelas y puntúalas de nuevo. (Las listo a continuación para que no tengas que buscarlas.)

Por favor, puntúa en una escala del 1 al 10 las siguientes cuestiones relacionadas con la respiración, siendo 1 «nada cierto en mi caso» y 10 «totalmente cierto en mi caso».

◆ Cuando inspiro regularmente, se me eleva el abdomen antes que el tórax.

◆ Cuando me encuentro con un obstáculo durante el día, me detengo e inspiro hondo antes de reaccionar.

◆ Hago un esfuerzo consciente por usar mi respiración como centro de meditación relajante o de tiempo para mí todos los días.

◆ Nunca he tenido un ataque de pánico o una sensación de opresión en el pecho y falta de aliento al estar estresado.

◆ Puedo hacer ejercicio 30 minutos con un esfuerzo del 60%
sin quedarme sin aliento.

Tu objetivo es lograr una puntuación igual o superior a 40
sobre 50: una cifra superior al 80% que demuestra que dominas
este secreto y que lo estás usando realmente para ayudarte a vivir por siempre joven. Pero sigue esforzándote, y haz todo lo que
puedas para evitar caer en la autocomplacencia y recuperar malos hábitos.

Si estas poniendo en práctica las mejores ideas y llevando a
cabo las iniciativas/técnicas que incluiste en tu lista, espero que
tu puntuación haya mejorado desde la primera vez que la hiciste. Si es así, ¡estás en el buen camino para vivir «por siempre
joven»! ¿No es eso una buena bocanada de aire fresco?

Si no has llegado del todo donde quieres, vuelve al apartado
«Te toca» para revisar tus iniciativas clave y asegurarte de que te
siguen pareciendo relevantes (en la página 24 encontrarás más
consejos sobre cómo revisar y reevaluar tus objetivos).

Cuando hayas estado practicando tus nuevas técnicas de la
sección «Respira» durante cierto tiempo, no olvides revisar en
algún momento tu rueda del equilibrio vital (p. 25) para hacer
un seguimiento de tus progresos sobre cómo te sientes con respecto a este ámbito de tu vida. Esto te ayudará a reconocer tus
logros y a seguir haciendo nuevos progresos. ¡Cuanto más sombreado está cada gajo, mayores son los pasos que estás dando en
el buen camino para vivir por siempre joven!

SECRETO 2: MUÉVETE

Al hablar de la respiración, hemos tocado muy por encima cómo la respiración y el ejercicio físico trabajan conjuntamente para mejorar tu función pulmonar. El movimiento divertido, ya sea entrenar con pesas, jugar al baloncesto, bailar, hacer yoga, hacer pilates o, simplemente, dar un paseo diario, etc., es el siguiente secreto para una vida más longeva, más sana y más juvenil. Pero te estarás preguntando qué secreto es este. Bueno, es que no estoy hablando de la forma física. Estar en forma es espléndido, pero no es el principal objetivo en este caso. Lo que realmente hay que lograr es la base de una salud general, que es algo muy distinto, y a partir de ahí, adquirir una buena forma física. La forma física no basta por sí sola para mantenerse joven: no sirve tener un vientre plano si tu cabeza está en el lugar equivocado y tu cuerpo es tóxico. Para estar realmente bien necesitas el paquete completo, como se explica en los diez secretos de este libro, pero moverse y hacer ejercicio es un elemento clave. Vivir por siempre joven es sentirse vivo, radiante, feliz y equilibrado todos los días, y de esto va moverse.

En este capítulo veremos algunas de las formas más accesibles de movimiento; formas que están al alcance de todos nosotros, por más ajetreada que sea nuestra vida. Mi filosofía es que la vida cotidiana ofrece un sinfín de oportunidades para que nos levantemos y nos movamos, solo que estamos demasiado acostumbrados a estar sentados. Este capítulo te mostrará el secreto de moverte de formas divertidas para lograr que tu cuerpo esté fuerte, flexible y equilibrado. Y no olvides que esto te irá de maravilla para despejar y equilibrar también tu mente, con lo que normalmente empiezas a sentirte mejor diariamente.

Pero, antes de empezar, veamos dónde estás ahora mismo en lo que a movimiento se refiere.

¿DÓNDE ESTÁS AHORA? (1.ª PARTE)

Por favor, puntúa en una escala del 1 al 10 las siguientes cuestiones relacionadas con el movimiento, siendo 1 «nada cierto en mi caso» y 10 «totalmente cierto en mi caso». Anota tu puntuación. Más adelante, cuando hayas finalizado este capítulo y hayas empezado a poner en práctica sus consejos, plantéate de nuevo estas cuestiones.

- Si trabajo pegado a un escritorio, me aseguro de levantarme y alejarme de mi escritorio por lo menos una vez cada hora a lo largo de mi jornada laboral.
- Dedico tiempo a la práctica formal de ejercicio físico por lo menos cuatro veces a la semana, durante 45 minutos cada vez como mínimo.
- Me gusta probar distintas maneras de mantenerme en forma y varío mis actividades físicas a lo largo del año; estar en forma no es simplemente algo que se consigue en una clase de aerobic o corriendo.
- Busco actividades que me lleven a superarme físicamente.
- Rara vez me siento aletargado: cuando estoy cansado, se trata de cansancio saludable y físico más que de apatía.

LA NECESIDAD DE MOVERSE

Este libro no tiene la finalidad de explicar cómo ponerse en forma o hacer ejercicio. Sin embargo, quiero subrayar los beneficios del ejercicio físico en tu salud y tu bienestar a corto y largo plazo y, por lo tanto, en tu longevidad.

Sabemos que reducir la cantidad de actividad que haces, incluida la cantidad de tu sesión de ejercicios, debilita el cuerpo. Lógicamente, pues, si aumentas la cantidad de trabajo de tu cuerpo *del modo correcto*, lo fortaleces. Esto no significa necesariamente hacer pesas para tener unos músculos dignos de *Terminator* o correr maratones. Este punto es importante porque, aunque creo que estar en buena forma es positivo para ti, creo firmemente que también tendría que ser divertido: se trata de utilizar cualquier tipo de movimiento que te haga sentir bien y vivo. Hasta los pequeños cambios pueden mejorar tu circulación, lo que a su vez mejora el transporte de oxígeno y nutrientes a todas las células de tu magnífico cuerpo. Y no olvides que no solo se beneficia tu cuerpo físico, sino que, con unas células mejor nutridas en tu cerebro, tu mente y tu espíritu se benefician también.

Según un estudio publicado en 2013 en la revista *Stroke* de la American Heart Association, caminar con regularidad (no caminar enérgicamente, sino, simplemente, caminar) una hora al día reduce un tercio el riesgo de ictus en los hombres de edades comprendidas entre los 60 y los 80 años, y la reducción es de dos tercios si se camina dos horas al día. Otros estudios indican que tan solo 20 minutos al día de ejercicio suave, como andar, reduce considerablemente el riesgo de ictus. Estos beneficios son prácticamente universales. El ejercicio regular contribuye también a mantener o mejorar la movilidad, mejorar la coordinación, fortalecer los huesos (lo que es especialmente importante para las mujeres con riesgo de osteoporosis), depurar el cuerpo, aumentar la inmunidad e incluso, posiblemente, reducir el riesgo de desarrollar algunos cánceres. En cuanto a la mente, el ejercicio regular mejora la concentración, la memoria y el estado de ánimo. ¿Qué más se puede pedir?

Mantente activo, haz ejercicio, suda y ríe todos los días. Tienes que moverte. El cuerpo fue creado para moverse.

Guru Mukh – experta en kundalini yoga, profesora y autora.

ALERTA VIEJA E INEFICAZ

La difunta humorista estadounidense Joan Rivers dijo: «Yo nunca hago ejercicio. Si Dios hubiera querido que me agachara, habría puesto diamantes en el suelo».

Créeme, todo el mundo puede hacer ejercicio. Con independencia de la edad, el tamaño, la forma física o la discapacidad, todo el mundo puede hacer algo. Y entonces puede hacer algo más y pronto empieza a sentirse mucho mejor por ello. Una de las razones más habituales para no hacer ejercicio que me dice la gente con la que me encuentro es que es demasiado tarde: es demasiado mayor para empezar y le dolerá demasiado. He oído decir: «Me estoy haciendo mayor, debería reducir el ritmo». Si te sientes identificado, replantéatelo, por favor. Sí, si te has pasado una gran parte de tu vida estando relativamente inactivo, introducir cualquier cosa que estire o trabaje los tendones, las articulaciones y los músculos te resultará incómodo al principio, y puede que después te duela. Pero eso no significa que no vayas a obtener beneficios a largo plazo. Si reduces el ritmo, solamente envejecerás más deprisa.

Aunque empieces a partir de un estilo de vida sedentario, por increíble que parezca, con un plan suave y cuidadosamente elaborado y la orientación de un experto, notarás que tus músculos y tendones se estiran en pocas semanas, y los dolores y las molestias asociados a un mayor movimiento disminuirán. Si te ejercitas con suavidad y te esfuerzas solo hasta los límites de tus movimientos, pero no más allá, el riesgo de lesionarte será muy bajo, sin duda no mayor que el de cualquier deportista que pueda sobrepasarse demasiado pronto.

En realidad, la edad no tiene que ser, como suele presentarse, un gran impedimento. Si vas paso a paso y siempre al límite de tu gama cómoda de movimiento, pero sin excederlo, esa gama mejorará y empezarás a sentirte más en forma, más flexible, más vivo, más vigoroso, más equilibrado y más feliz, además de empezar a verte también mejor.

Es una historia real...

Una persona muy querida para mí comprende totalmente lo importante que es empezar haciendo poco, pero no dejar de moverse: mi encantadora y cariñosa madre, o mamá, como yo la llamo.

Hubo un tiempo, hará unos cinco años, en que mi madre vivía lo que podríamos denominar «la buena vida». ¿Pero era realmente «buena»? Estaba envenenando su cuerpo con alimentos erróneos y mucho alcohol, y no hacía ejercicio. Inevitablemente, terminó con mucho sobrepeso, el colesterol alto e hipotensión, y estaba a punto de que le diagnosticaran diabetes tipo 2. Perdía visión y no podía andar de una habitación a otra sin que la artritis le provocara un gran dolor. Tuvo que entrar y salir del hospital para someterse a operaciones y diversos tratamientos contra la artritis, y tenía 69 años.

Pero la medicina convencional no estaba tratando la causa, estaba intentando combatir los síntomas. Su estilo de vida, y en concreto la cantidad de tiempo que pasaba moviendo su cuerpo, tenía que cambiar. La llevé a uno de mis retiros, y poco después perdió casi 13 kilos con poco esfuerzo; pareció desprenderse de ellos sin más porque siguió unos pasos muy sencillos. ¿Y por qué pudo hacerlo? Porque lo encontraba divertido. En el retiro, suprimió todos los azúcares de su dieta y vivía de zumos alcalinos recién exprimidos, de los que bebía hasta prácticamente 3 litros al día. Inmediatamente empezó a sentirse mejor. Cuando volvió del retiro, estaba en racha: comenzó a usar uno de mis DVD de yoga matutino de tan solo 17 minutos de duración. Le tomó gusto a sentirse mejor, más fuerte y más equilibrada, y quiso más. Dio el siguiente paso y empezó a nadar la mayoría de días. Empezó con unos cuantos largos y los fue aumentando, de modo que la mayoría de días nada ahora unos 100 largos, con 74 años. A su edad, nadar era el mejor ejercicio: impacto bajo, ejercicio aeróbico y anaeróbico, todo en uno. Se veía y se sentía mucho mejor y más joven, y decidió tener perro. Ahora, todos los días se levanta, sale al aire libre y, además de cualquier ejercicio físico formal, saca a pasear al perro.

La mayoría de días hace yoga y va a nadar. Y lo mejor de todo, se ha vuelto una reina de la aventura: disfruta de la vida con un cuerpo sano y con la energía que tenía cuando era joven. Ha visitado las cataratas Victoria, ha paseado con leones, ha montado en elefante y ha nadado con delfines. Ha convertido el movimiento en una parte de su vida de las formas más intrépidas. El modo en que vive es una inspiración para muchas personas, incluido yo.

Lo único que necesitas para hacer cambios, como mi madre, es encontrar por dónde empezar. Tanto si es un paseo enérgico que hace trabajar más a tus pulmones (una ligera falta de aliento, pero no tanta como para que no puedas mantener una conversación) como una excursión a pie con amigos, un reto como el de los tres picos consistente en coronar las tres cumbres más altas de Gran Bretaña para una causa benéfica, unas vacaciones de buceo con una agencia de viajes especializada o trabajo formal de resistencia y fortalecimiento en un gimnasio, si te motiva y hace que te muevas, va bien.

ALERTA JOVEN E IMPLACABLE

Naturalmente, no son solo mis clientes mayores los que afirman que el ejercicio físico no está hecho para ellos. Tengo muchos clientes jóvenes que me sueltan excusas sobre por qué no tienen tiempo para moverse o no pueden hacer ejercicio físico.

Todas estas excusas me llevaron a iniciar un sondeo rápido en mis eventos en directo por todo el mundo: «Que levante la mano quien necesite motivación para hacer ejercicio regularmente». Daba igual si hacía el sondeo en Malasia, Singapur, Tailandia, Bali, Australia, Filipinas, España o el Reino Unido, un 70% del público levantaba la mano. Pero si estoy hablando en un colegio de primaria donde los alumnos tienen entre cuatro y diez años, me miran con una expresión que indica: «¿De qué estás hablando?» A los niños les encanta moverse, y la mayoría busca cualquier excusa para hacerlo. Bueno, tengo algo que decirte: tú fuiste una vez ese niño animado. Lo único que tienes que hacer es reconectarte con esa energía interior. Si has olvidado que te encantaba moverte, haz los siguientes deberes.

···

Pruébalo ahora: pensar en el movimiento

Piensa por qué los niños utilizan tanto su cuerpo. Yo creo que es porque no están atrapados en su mente. Buscan de forma natural lo que les va bien y siguen su instinto. Lo único que nos impide movernos como antes podíamos hacerlo es nuestra mente: con la edad, empezamos a controlar cómo nos movemos y a limitarlo. Moverse es natural. Moverse es una forma de regresar a tu yo más joven, no solo física sino también mentalmente.

Apunta como mínimo tres formas en las que solía encantarte moverte y usar tu cuerpo cuando eras niño. Tal vez te encantaba bailar (en una clase, en una fiesta escolar o en tu salón) o jugar a la rayuela, saltar al potro o a la comba. ¿Solía encantarte correr por el patio del colegio jugando al pillapilla? ¿O preferías los juegos de pelota? Tal vez la cama elástica o el *hula-hoop*… La lista continúa.

Cuando hayas elaborado tu lista, piensa cuáles de estas actividades podrían seguir dándote placer y cómo podrías incorporarlas a tu vida. Es facilísimo, por ejemplo, encontrar una comba y comenzar a usarla de nuevo. Comprométete ahora mismo a hacer o a programar una de estas actividades esta semana y, quién sabe, quizá pase a formar parte de tu nuevo régimen de ejercicios. ¿No es eso divertido?

Un consejo: si puedes hacer con un amigo una de estas actividades, como jugar a algo sencillo como el pillapilla, por ejemplo, o un partido de bádminton, los beneficios que obtienes del ejercicio físico se multiplicarán. La interacción humana y la, a menudo, mayor coordinación necesaria te permitirán mejorar más aún tu forma física y tu sensación de bienestar.

··

EXCUSAS, EXCUSAS

¿Con cuáles de las siguientes frases te identificas a la hora de comprometerte a moverte un poco?

- No tengo tiempo / es demasiado rato
- No me gusta correr / el gimnasio / las clases de aerobic
- No tengo dinero para ello

- El yoga es solo para personas muy flexibles (o solo para chicas, o debiluchos; véase más abajo)
- No me gusta hacer ejercicio
- No tengo con quien hacer ejercicio
- No sé qué hacer
- Tengo muchas otras cosas que son más importantes
- Es demasiado esfuerzo
- No le veo el sentido

Estas son las respuestas que oigo con más frecuencia en mis eventos cuando me encuentro con personas reacias a moverse, y la más habitual de todas es: «No tengo tiempo». Sí lo tienes. Puedes sacar tiempo para ello, porque te mantendrá por siempre joven. Probemos un pequeño ejercicio (no de la clase que conlleva moverse, sino un ejercicio de autoevaluación). Concienciarse es el primer paso de cualquier cambio, así que prepárate para un cambio positivo después de esta evaluación de la verdad.

- ¿Cuánto tiempo te pasas sentado cada día? Averígualo: pasa un día típico y descubre cuántos minutos u horas te pasas sentado. Anótalo.
- Elabora ahora una lista de las actividades que haces mientras estás sentado (ejemplos: trabajar con un ordenador, ver la tele, hablar con clientes por teléfono, ir a trabajar, comer, etcétera).
- Mira la lista. Tacha todas las actividades que precisan que estés sentado, piensa atentamente en ellas: comer, trabajar en un escritorio o usando el ordenador, ver la tele, etc. ¿*Tienes que* estar sentado mientras las haces? Por ejemplo, si estás hablando con alguien por teléfono, podrías andar y hablar; si estás viendo la tele, podrías verla haciendo una postura de yoga, o incluso una plancha (o sea, ese abdomi-

nal difícil en que tienes que apoyarte en los codos y los dedos de los pies); si vas en coche al trabajo, podrías aparcar a unas cuantas manzanas o calles de distancia de la oficina e ir andando el resto del camino; o, si vas en autobús o en metro, podrías bajarte una parada antes. ¡Tu cuerpo necesita moverse!

Lo cierto es que la vida nos ofrece oportunidades para movernos, pero no las aprovechamos. Por qué no las aprovechamos es motivo de debate: podría ser pura pereza. Pero sospecho que es, sobre todo, que nos hemos acostumbrado a estar sentados y no se nos ocurre hacer las cosas de otro modo. Pequeños ajustes, como caminar mientras hablamos, hacer estiramientos mientras miramos algo o dar un paso adelante y otro atrás mientras lavamos los platos, son potentes. Contribuyen muchísimo a nuestra longevidad. Tenemos que dejar de pensar en términos de ejercicio físico y empezar a pensar en términos de movimiento. Francamente, como dije, todo el mundo tiene tiempo para moverse. Estos son algunos de mis ejercicios favoritos:

- ◆ Programa la alarma del portátil y cada 40 minutos levántate y haz de 20 a 40 saltos de tijeras (según te parezca adecuado donde estés). Si te resulta demasiado para empezar, o si tienes menos movilidad, puedes hacer ejercicio estando sentado. Si puedes sujetar un mando a distancia, puedes levantar los brazos. Levántalos lo más alto que puedas, inspira hondo al hacerlo y repite el ejercicio 10, 20 o 30 veces. Empieza por poco y haz algo más cada día.
- ◆ Si trabajas en una oficina, recorre la habitación cada día o sube y baja corriendo la escalera durante dos minutos. (Y, ahora que lo pienso, en lugar de tomar el ascensor, ve por la escalera.)

◆ Si trabajas en casa, ponte algo de música dos veces al día, sube el volumen y baila con ganas. (Puedes probarlo también en la oficina; si tus compañeros de trabajo están de acuerdo, ¡atrévete!)

Observa qué ocurre con tu creatividad y tu productividad. Verás que, después de derrochar energía y de acelerar tu ritmo cardíaco, estarás más concentrado, más inspirado y mucho más productivo.

NO PARES AHÍ

Has seguido mi consejo y, pasito a pasito, te mueves un poco más. ¡Felicidades! Ha llegado el momento de hacerlo todo algo más formal. Empieza a pensar cómo incorporar el movimiento a tu vida diaria de un modo más centrado, más como un «ejercicio». (¡No te asustes! Seguimos yendo pasito a pasito.) Recuerda que una vez empieces a ser más *consciente* de la importancia de integrar todo el movimiento posible en tu vida, los *tipos* de movimiento (caminar, ir en bicicleta, correr, hacer yoga, bailar, practicar taichí o lo que sea) comenzarán a parecerte mucho más fáciles de alcanzar.

El entrenamiento físico ha sido una parte importante de la mayoría de mi vida. Me entusiasma, y noto realmente la diferencia los días que no hago ejercicio. Tengo menos concentración mental y mi productividad desciende, lo mismo que mis niveles de energía. Intento hacer como mínimo una hora de estiramientos y preparación física general todos los días. Puede ser en el gimnasio, en casa con un DVD, en una clase de yoga, nadando, corriendo o en una clase de baile (solo es una hora de las 18 que suelo estar despierto, por lo que no me pongo ninguna excusa).

Pero soy consciente de que, debido a otras obligaciones, no todo el mundo puede dedicar una cantidad determinada de tiempo todos los días. Así que haz lo que puedas, pero con el objetivo de aumentar cada día la cantidad de movimiento. Verás que, cuando empieces a sacar tiempo para hacerlo, encontrarás tiempo donde creías que no lo había.

Recuerda: el objetivo no es convertirte en un atleta profesional, sino verte y sentirte más joven y aumentar tu longevidad. Si puedes ir añadiendo más movimiento hasta llegar a unos 40 minutos al día, pronto verás que te mueves simplemente porque te hace sentir bien a corto plazo, y sabes que es bueno para ti a largo plazo.

TIPOS DE MOVIMIENTO

Necesitaría un libro mucho más extenso para poder abarcar todos los tipos de movimiento a tu alcance. De momento, me centraré en las tres principales áreas que yo practico y enseño más a menudo: el ejercicio aeróbico, el ejercicio anaeróbico y el yoga. Explicaré un poco qué es cada uno de ellos y cómo contribuye a que vivas por siempre joven, y te pondré algunos ejemplos para ayudarte a incorporar esa forma de movimiento a tu vida. Si alguno de estos tipos de movimiento te atrae tanto como a mí, ¡fantástico! Pero si no, dedica algo de tiempo a plantearte qué formas de movimiento te atraen o podrían atraerte más... Por ejemplo, ¿te gusta pasar el tiempo dentro o fuera de casa? ¿Solo o con otras personas? ¿Compitiendo o no?

Ejercicio aeróbico

Dicho de modo sencillo, el ejercicio aeróbico es hacer ejercicio con una intensidad que aumenta los latidos de tu corazón de modo que respiras más fuerte y más deprisa. El oxígeno es transportado directamente a tus músculos para que se sigan moviendo y, normalmente, te quedas enseguida sin aliento. De hecho, el oxígeno es nuestro combustible. Nadar, montar en bicicleta, correr, saltar en una minicama elástica, bailar, practicar un deporte en el que te mueves constantemente, entrenar en circuito, hacer sesiones de entrenamiento de alta intensidad, subir escaleras…, todo esto son formas de ejercicio aeróbico.

El ejercicio aeróbico regular:

◆ Fortalece los músculos que participan en la respiración, lo que mejora el flujo de aire que entra y sale de tus pulmones y el transporte de oxígeno por todo tu cuerpo.

◆ Mejora la eficiencia de los latidos de tu corazón y reduce tu ritmo cardíaco en reposo, lo que prolonga tu vida; también reduce la hipertensión.

◆ Reduce el riesgo de desarrollar diabetes tipo 2, porque el ejercicio ayuda a mover eficientemente la glucosa (azúcar) por tu organismo, lo que contribuye a equilibrar tus niveles de azúcar en sangre.

◆ Fortalece los músculos y los tejidos de todo tu cuerpo, lo que te permite mantenerte más fuerte durante más tiempo.

◆ Fortalece tus huesos, lo que contribuye a prevenir la osteoporosis. Estadísticamente, se diagnosticará esta enfermedad a la mitad de las mujeres. Cualquier actividad aeróbica de alto impacto (como hacer *jogging*, saltar a la comba, entrenar en circuito, saltar en una minicama elástica, etc.) estimula el crecimiento óseo y reduce el riesgo de osteoporosis.

◆ Aumenta tu recuento de glóbulos rojos, lo que mejora el movimiento de los nutrientes, incluido el oxígeno, por tu cuerpo.

* Reduce el estrés y la ansiedad y mejora el estado de ánimo, de nuevo gracias al aumento del oxígeno inspirado.
* Mejora el sueño; te facilita conciliar el sueño y te ayuda a dormir más profundamente toda la noche (en la página 125 verás cómo eso contribuye a que tu vida sea más longeva).
* Mejora tu postura. Cuando practicas deportes, tu cuerpo deja de encorvarse y te mueves instintivamente, estirando músculos que se tensan debido al hecho de pasar demasiado tiempo sentado.

Para ayudarte a aumentar tu actividad aeróbica, inicia una actividad diaria. Sea cual sea la actividad aeróbica que hagas todos los días, regístrala. Si tienes dificultades con esta forma de ejercicio, encuentra algo que puedas incorporar a tu vida para empezar (podría ser simplemente saltar a la comba cinco minutos al día) y ve aumentándolo gradualmente con el tiempo. Es mucho más fácil controlar tus progresos si tienes un registro de lo que has estado haciendo. Y controlar tus progresos es fundamental para aumentar tu capacidad aeróbica de forma continuada.

Es una historia real...

Para mostrarte lo rápido que puede darse un giro a las cosas, me gustaría contarte la historia real de una clienta que vino a verme cuando presentaba un considerable sobrepeso y sufría de los síntomas iniciales de esclerosis múltiple, incluida la pérdida gradual de visión, un dolor constante, fatiga durante todo el día y problemas de coordinación básica: apenas podía caminar y tenía mucho dolor. Después de verme, comenzó a ingerir solamente alimentos crudos y suprimió toda la comida basura que estaba consumiendo. Añadió un entrenamiento aeróbico a su rutina diaria, dentro de sus niveles de movimiento y de su umbral de dolor. Empezó muy despacio, literalmente, con un paseo de un lado al otro de la habitación, pero controló lo que hacía con el objetivo de igualar siempre lo que había hecho el día anterior y, si le parecía que podía hacer más, hacerlo. El paseo por la habitación se convirtió pronto en un paseo calle abajo y, con el tiempo, pasó a ser un trote muy suave. En apenas siete meses, no solo había alcanzado un peso saludable, sino que había finalizado su primera triatlón olímpica: 1.500 metros a nado, seguidos de 40 kilómetros en bicicleta y de 10 kilómetros de carrera a pie. Cuando la conocí, no habría creído posible que hacer un poco de ejercicio aeróbico todos los días la llevara a terminar con éxito una triatlón en menos de un año, especialmente en vista de su esclerosis múltiple. Pero bastó con eso, paso a paso, poco a poco.

Ejercicio anaeróbico

El ejercicio anaeróbico no depende del oxígeno para estimular el ejercicio, y no te deja sin aliento. Piensa en él como en fortalecimiento y acondicionamiento: las flexiones, las sentadillas, los fondos y el entrenamiento con pesas son actividades anaeróbicas. Cualquier ejercicio que use el peso de tu cuerpo a modo de resistencia es también anaeróbico: escalar en roca o usar máquinas de pesas, por ejemplo. ¡El peso de tu propio cuerpo es perfecto para el ejercicio anaeróbico, por lo que no necesitas inscribirte en ningún gimnasio!

A continuación encontrarás cuatro ejemplos de ejercicios de peso corporal que puedes hacer en casa o incluso en el trabajo, durante tus ratos de descanso:

Flexiones × 10. Túmbate en el suelo sobre la barriga con los brazos extendidos. Aprieta los músculos del torso y, manteniendo el cuerpo en línea recta desde los hombros hasta los dedos de los pies, álzate empujando con las manos y flexiona gradualmente después los brazos para descender el cuerpo hasta rozar el suelo con el tórax. No te apresures a repetirlo; haz las repeticiones de forma controlada y a un ritmo regular. Para empezar, puedes hacerlo de rodillas y prepararte así para hacer las flexiones solo con los dedos de los pies y las manos en el suelo.

Mantener la postura de la plancha entre 30 segundos y 3 minutos: túmbate en el suelo, apoyándote en los codos y los antebrazos con los dedos entrelazados. Eleva el cuerpo manteniendo los dedos de los pies en el suelo y la espalda recta de forma que tu cuerpo dibuje una línea recta de la cabeza y los hombros a los tobillos. No contengas el aliento, respira profunda y controladamente durante este ejercicio.

Sentadillas × 10. Con la espalda recta y los dedos de las manos junto a las sienes, ponte en cuclillas como si estuvieras sentado en el borde de una silla. Incorpórate de nuevo, presionando los talones. Respira hondo con cada repetición.

Fondos de tríceps × 10. Siéntate en la punta de una mesa u otra superficie estable con las palmas de las manos apoyadas en el tablero y mirando hacia delante. Mueve el cuerpo hacia delante y desciende hacia el suelo, manteniendo las manos sobre la superficie y doblando los codos al descender, y elévate de nuevo.

Efectúa la anterior secuencia de cuatro ejercicios tres veces. El objetivo es hacerlo por lo menos una vez al día, porque solo se tarda unos 5-10 minutos cada vez. Piensa en la frecuencia con que se mueven los niños y la cantidad de energía que tienen. Hacer esto prenderá algo en ti al desconectarte de tu mente y volver a activar tu cuerpo, además de darte más fuerza y más energía. Ponte pues un recordatorio diario y añádelo a tu jornada. Te prometo que no lo lamentarás.

Yoga

El yoga, una de las formas más potentes de ejercicio que he conocido, va bien para el cuerpo, la mente y el espíritu. Aprender a moverte con el yoga no solo moldea y fortalece físicamente tu cuerpo para una salud y juventud prolongadas, sino que proporciona un centro de atención a la mente. Engloba todos los elementos para vivir por siempre joven reunidos en uno.

Básicamente, el yoga fortalece los músculos del tronco; es decir, todos los músculos del torso a las nalgas, y aumenta tu flexibilidad. Y, por cierto, no tienes que ser flexible para empezar. Cuando volví a hacer gimnasia hacia los 18 años, estaba muy agarrotado, pero empecé a practicar yoga y lo utilicé como forma de hacer estiramientos todos los días. Desde la primera clase gané flexibilidad, y poco después era más flexible que nunca. Mi madre, que empezó a practicar yoga pasados los setenta años, hace ahora posturas que jamás hubiera podido hacer cuando era joven. Sin duda, vive por siempre joven… ¡Adelante, mamá! Piensa en el yoga como en un medio para calentar y alargar los músculos, del mismo modo que calientas y alargas la plastilina con las manos.

Creo que el yoga no solo fortalece mis músculos y mi mente, sino también mi sistema inmunitario y mi conexión espiritual. Lo creo porque, cuando era gimnasta, podía mostrar los mismos niveles de flexibilidad y fortaleza física que con el yoga, pero estaba siempre enfermo: estaba en forma, pero no sano. Ahora, sin embargo, rara vez estoy enfermo. El yoga me da dinamismo, energía e inmunidad. Proporciona a quien lo practica una sensación de equilibrio y calma profunda, al liberar las tensiones y reducir los niveles de estrés de forma natural. Es conocido que el estrés es enemigo de tu sistema inmunitario (además de ser la causa de úlceras y de hipertensión), por lo que, lógicamente, reducirlo a través de una práctica como el yoga aumentará tu inmunidad y tu salud general.

En el capítulo anterior, vimos cómo las técnicas de respiración del yoga, llamadas *pranayama* (ver página 44), pueden ayudarnos a respirar más profunda y completamente. Pero, de hecho, el yoga es positivo para prácticamente todos los sistemas y los órganos de tu cuerpo.

- ◆ Mejora tu postura hasta bien entrada la vejez. Cuanto más fuerte y más flexible estés ahora, más profundas se sembrarán las semillas de tu fortaleza, tu flexibilidad y tu equilibrio para cuando envejezcas. ¡Mantén a raya el andador!
- ◆ Reduce los niveles de estrés. Según diversos estudios, apenas 12 minutos de yoga al día reducen los niveles de la hormona del estrés llamada cortisol, disminuyen el ritmo cardíaco y mejoran el estado de ánimo. Los movimientos del yoga alivian tus músculos al estirarlos, reducen la tensión de tu cuerpo y tu mente y desactivan tu reacción al estrés.
- ◆ Favorece que la sangre fluya hacia los órganos vitales de tu cuerpo y los enriquezca con oxígeno y nutrientes para mantenerlos sanos y para que, por consiguiente, funcionen eficientemente durante más tiempo.
- ◆ Mejora el autocontrol. El yoga nos enseña que podemos controlar nuestra mente, en lugar de dejar que la mente nos controle. Aprender a desprendernos de los pensamientos negativos o destructivos durante la práctica del yoga (concentrándonos totalmente en el movimiento o la postura que estamos realizando) nos ayuda a liberar la mente de su par-

loteo constante y a favorecer una sensación omnipresente de estar al mando de nuestra vida, y de nuestra juventud, incluso más allá del momento mismo de la práctica.

◆ Alivia el dolor muscular. Como el yoga favorece el flujo de sangre y, por lo tanto, el transporte de oxígeno y nutrientes a los músculos, elimina el exceso de ácido láctico, el ácido que, al acumularse, provoca la rigidez y el dolor característicos de los músculos tras una sesión de ejercicios (a corto plazo) y la falta de flexibilidad (a largo plazo).

◆ Mejora la resistencia muscular. Mantener las posturas aumenta tu resistencia muscular, lo que te hace más fuerte.

◆ Mejora tu sueño. Hacer ejercicios de yoga por la noche te ayudará a desprenderte de los estreses del día y a relajarte para que puedas conciliar el sueño con más facilidad y dejar que tu cuerpo se recupere mientras descansas.

◇◇

Yoga sencillo para probar

Aprende estos cinco sencillos movimientos iniciales de yoga y añádelos a tu rutina, diariamente si puedes. Son suaves, relajantes, fortalecedores y poderosos.

Postura del niño (*Shishuasana*)

Siéntate de rodillas con el trasero tocándote los talones y las rodillas separadas, e inclínate hacia delante hasta tocar el suelo con la frente. Puedes tener los brazos extendidos delante de ti o dispuestos hacia atrás, hacia tus talones. Mantén esta postura durante tres respiraciones como mínimo. Relájate mientras estiras la espalda y relajas tu sistema nervioso.

Postura del gato (*Marjariasana*)

Da un masaje interno a tus órganos digestivos, mejora tu digestión y relaja tu mente con esta postura, que es espléndida para tener una columna vertebral flexible. Ponte a gatas, con las manos separadas a la anchura de los hombros, las rodillas separadas a la anchura de las caderas y la espalda recta. Empieza con la cabeza agachada hacia tus manos, inclina entonces la pelvis hacia delante y empuja la barriga hacia abajo para estirar la espalda mirando hacia arriba. Vuelve despacio a tu postura inicial y arquea la espalda en sentido contrario, metiendo la barriga y acercando el mentón al tórax. Hazlo dos o tres veces, lenta y pausadamente.

Postura de la mariposa (*Baddha Konasana*)

Deshazte del cansancio producido por estar de pie o por andar mucho rato estirando la entrepierna y la parte interior de los muslos y las rodillas. Siéntate en el suelo con las plantas de los pies tocándose y los talones lo más cerca de la entrepierna que te resulte cómodo. Estira suavemente la parte interior de los muslos y acerca todo lo que puedas las rodillas al suelo. Mantén la postura uno o dos minutos, acercándote un poco más al suelo con cada espiración.

Flexión hacia delante (*Hastapadasana*)

Estira la espalda y los tendones de la corva a la vez que tonificas tu organismo debido al aumento del riego sanguíneo. Ponte de pie con las piernas ligeramente separadas y levanta los brazos por encima de tu cabeza. Extiende los brazos hacia delante y flexiona el cuerpo hacia delante con la espalda recta. Flexiona totalmente el cuerpo, dejando las rodillas ligeramente flexionadas si tienes problemas de rodillas o los tendones de la corva tensos, y deja caer la cabeza. Sujétate los tobillos si puedes y respira profundamente. Vuelve despacio a la postura inicial y repite el ejercicio una o dos veces más.

Postura de los pies levantados (*Viparita Karani*)

Túmbate boca arriba con el trasero contra una pared, las piernas en ángulo recto lo más apoyadas que puedas en la pared y los brazos extendidos a cada costado con las palmas hacia arriba. Con los ojos cerrados, inspira y espira profunda y relajadamente, y relájate en esta postura.

Como con otras actividades nuevas en tu vida, empieza por poco y ve aumentando despacio. Si ya practicas yoga, ¡fantástico! Sigue haciendo lo que haces y proponte elevar tu práctica a un nivel más avanzado. Si estás empezando, practica uno o dos movimientos, y algunas respiraciones *pranayama* (ver página 44) unos minutos todos los días. Apúntate a una clase o sigue un vídeo en línea o un libro de yoga. Cuando empieces a ver los beneficios para tu salud, tu postura y tu fuerza, tal vez quieras practicar más. ¡Te animo a hacerlo! Me fue bien a mí, le fue bien a mi madre, le ha ido bien a cientos de mis clientes y ¡también puede irte bien a ti! Las clases de yoga para principiantes están al alcance de todo el mundo. Para empezar, es probable que la forma más segura y más efectiva sea practicar con un profesor que te indique cómo efectuar correctamente las posturas. Espero sinceramente que, cuando empieces, no quieras parar.

◇◇

MOVIMIENTO Y RESPIRACIÓN

En el capítulo anterior, vimos cómo mejorar cada respiración cuando estamos en reposo. Es de esperar que ahora estés respirando automáticamente con el diafragma, todos los días y cada vez que respiras. Ahora veremos cómo unir ambas cosas, es decir, respirar bien durante el ejercicio físico (y para esta parte, vamos a hablar de ejercicio físico más que de movimiento, aunque evidentemente esta norma es aplicable a lo que estés haciendo), para obtener el doble de beneficios en tu objetivo de vivir por siempre joven.

Cuando haces ejercicio, la idea es ejercitar tus músculos a un nivel óptimo. Si no respiras bien, te quedarás sin aliento mucho antes de empezar a sudar. La mayoría de expertos coinciden en que la mejor pauta de respiración durante el ejercicio físico es inspirar por la nariz y espirar por la boca. Eso crea un ritmo regular de respiración, pero no te seca la garganta.

Tanto si haces *jogging* como si bailas, practicas algún deporte o te ejercitas con una máquina de cardio, prueba una pauta de respiración de 2/2: inspira por la nariz contando hasta dos y espira por la boca contando hasta dos. Ahora bien, puede que tengas que ir probando el número de veces que cuentes y variar el ritmo para encontrar una frecuencia que te vaya bien a ti. No pasa nada, sigue una respiración regular y rítmica para encontrar la fluidez.

Una vez que hayas establecido un buen ritmo que se adapte al de tu ejercicio, tendrías que recibir el flujo de oxígeno que necesitas para que tu cuerpo se mueva a la vez que el flujo de tu respiración. Tendría que ser un poco como estar en trance: una pauta natural, rítmica y regular que con el tiempo seguirás sin tener que pensar en ello. Es lo que hacen los deportistas cuando corren, pedalean y nadan largas distancias. También contribuye a que la mente deje de tener ideas que no te sirven. Si te ayuda, pon música con la que respirar y hacer ejercicio.

A continuación encontrarás otras sugerencias para ayudarte a sincronizar la respiración y el ejercicio:

◆ Según la experta en respiración Alison McConnell, autora de *Breathe Strong, Perform Better*, muchos corredores se proponen respirar una vez cada dos zancadas. Dicho de otro modo, inspiran mientras dan dos zancadas (una con la derecha y otra con la izquierda), y dan dos zancadas mientras espiran. Es lo que se conoce como ritmo 2/2, y es un poco como inspirar y espirar contando hasta dos.

◆ Recuerda respirar con el diafragma (página 37), ya que las respiraciones profundas te ayudarán a seguir un ritmo largo, regular y sostenible durante tu ejercicio, lo que es más meditativo y reconstituyente para tu mente y también para tu cuerpo.

◆ Inspira por la boca y espira por la nariz e intenta mantener algo contraída la parte posterior de la garganta para que tu respiración suene como la de Darth Vader de *Star Wars*. Poder oír tu respiración de esta forma te ayudará a seguir un ritmo. Observarás que se trata de hacer lo contrario que en la técnica de respiración consistente en inspirar por la nariz y espirar por la boca que mencioné antes. Ello se debe, simplemente, a que cuando haces estos tipos de ejercicios puedes inspirar más oxígeno por la boca con mayor facilidad; tenderás a hacerlo de forma natural.

OBJETIVOS, QUE NO NORMAS, DE COMPROMISO

No suelo ser partidario de las normas estrictas en la vida porque las cosas cambian tan deprisa en el mundo actual que tenemos que poder adaptarnos con rapidez y ser flexibles. Pero en lo que se refiere al movimiento, tener unas cuantas normas puede ayudarte a adquirir un ritmo para ver exactamente lo fácil que puede ser incorporar ejercicio físico divertido a tu vida. Sin embargo, como a nadie le gustan las normas, llamémoslos objetivos.

- Empieza suavemente y ve aumentando gradualmente. Por ejemplo, empieza fijando un margen de tiempo para lo que vas a hacer y auméntalo solo cuando te animes a hacerlo. No te fuerces innecesariamente, porque eso puede conllevar un aumento de ácido, que no contribuye a vivir por siempre joven. Así que, si estás empezando, puedes caminar cinco minutos hasta que te quedes sin aliento. Y cuando puedas hacerlo cómodamente, ve añadiendo cada vez unos minutos hasta alcanzar aproximadamente 40 minutos. Una vez lo hayas logrado, añade a la mitad de esos paseos unos 30 segundos de *jogging* y sigue después caminando hasta que recuperes el aliento. Ve aumentando ese tiempo hasta hacer *jogging* los 40 minutos. Esto es aplicable a cualquier movimiento que precise actividad aeróbica, y te irá de maravilla para mantener el corazón sano, pero hazlo a un ritmo con el que te sientas cómodo. No olvides usar la sabiduría de ir pasito a pasito.
- Quédate ligeramente sin aliento unas cuantas veces al día, pero sin esforzarte: tendrías que estar un poco falto de aliento, no sin habla.
- Nunca ignores el dolor malo; escucha a tu cuerpo, porque puede estar diciéndote que te detengas temporalmente antes de hacerte daño. Pero recuerda que hay dolor bueno y dolor malo. El dolor bueno es un dolor debido al estiramiento y, si lo piensas bien, en realidad es soportable; el dolor malo te hace esbozar una mueca y puede que hasta gritar «¡Ay!»
- Nunca te esfuerces cuando estés muy resfriado o tengas síntomas de gripe. Si tienes fiebre, guarda reposo, y empieza a dar un corto paseo cuando te sientas con fuerzas.

◆ Muévete con otras personas; si lo haces en compañía y divirtiéndote, es más probable que te muevas más. Y, además, si puedes mantener una conversación mientras te mueves, sabrás que sigues el ritmo adecuado. También va bien para la mente y para el alma relacionarse con alguien durante la actividad física.

◆ Combínalo con tu vida normal. Trata de incluir algo de ejercicio físico en tu rutina diaria: estira los glúteos (los músculos de las nalgas) cuando estás sentado en el autobús (cruza un tobillo sobre la rodilla contraria y presiona hacia abajo la rodilla levantada) e inclínate ligeramente hacia delante hasta que notes el estiramiento. Camina la distancia de una parada de autobús en lugar de recorrerla en transporte público; lleva una cuerda a un parque a la hora del almuerzo y salta a la comba. Incluso unos minutos marcarán la diferencia. Acostúmbrate a mantener una postura estática de yoga o haz un ligero estiramiento mientras ves la tele. ¡No tienes que hacer el estiramiento todo el rato que dure un programa de televisión o una película, pero es mucho mejor hacer unos minutos de estiramiento cada hora que pasarte todo el rato repantigado en el sofá!

◆ Los días que tengas algo más de tiempo, asiste a una clase de yoga o haz *jogging*. Y no olvides los deportes de equipo: busca en Internet grupos de personas de tu zona que jueguen al fútbol o al baloncesto o cualquier otro deporte grupal que te guste. Los entrenos de la mayoría de deportes son adecuados para cualquier persona. Y, si todo esto falla, baila en tu casa con total desinhibición y libertad. No tengo ninguna duda de que eso te encantará.

◆ Encuentra una montaña y escálala; encuentra un río y navégalo en canoa; encuentra una playa y corre por la orilla; nada en el mar; encuentra un bosque y pasea por él. Ponte en contacto con la naturaleza siempre que puedas, y convierte el movimiento en una aventura.

- ¡Persevera! La actividad física contrarresta las enfermedades y el debilitamiento relacionados con la edad, así que no te limites a leer esto, aplica estos regalos a tu estilo de vida para notar los beneficios. Puede que hayas tardado años en perder la forma física, pero tras retomar la actividad una o dos semanas, aunque solo sea lentamente, obtendrás beneficios.

Es una historia real…

Mi familia tiene tendencia al sobrepeso. Dicen que está en nuestros genes. Cuando mi sobrino tocó fondo y llegó a estar más obeso y enfermizo que nunca, se dio cuenta de que era realmente infeliz consigo mismo y con su vida. No estaba centrado, y no le gustaba su aspecto. Tenía 24 años.

Lo convencí para que empezara a acompañarme al gimnasio. Los primeros días no levantaba pesas pesadas. Pero, poco a poco, se esforzaba más en los ejercicios que hacía. Celebrábamos juntos cada serie, cada sesión. Estaba haciendo algo que le hacía sentir bien y que cada vez se le daba mejor. Poco después, adquirió confianza, sus cambios de humor remitieron, su figura cambió. Sus progresos fueron lentos y regulares, pero sostenibles. Ahora ya no presenta sobrepeso y ha dado un giro total a su vida. Se ha percatado, inicialmente través del movimiento y del ejercicio, de su propia grandeza, una grandeza que lo acompañará a lo largo del viaje de su vida. Tiene un nuevo empleo, que cree que obtuvo gracias a su renovada energía y confianza, es feliz y está sano y fuerte. Ha combinado el aumento de movimiento con cambios en su dieta y el desarrollo de la confianza en sí mismo: es la personificación de mis diez secretos para vivir por siempre joven, y el modo en que disfruta de la vida es realmente contagioso.

PÁSATELO BIEN

Quiero terminar este capítulo con un mensaje fundamental, aunque ya lo he mencionado antes: te muevas como te muevas, asegúrate de pasártelo bien. El aumento de movimiento no solo tiene un papel importante a la hora de equilibrar nuestras hormonas. Creo que confiere más espacio a nuestro espíritu para que respire a través de nosotros. Sería realmente difícil vivir por siempre joven sin la alegría del movimiento.

Joan Rivers (cuyas palabras cité al principio del capítulo) dijo también: «La primera vez que vea a alguien que hace *jogging* sonriendo, lo haré yo también». Y tiene razón. No tiene sentido castigarte. Si no soportas hacer *jogging*, haz otra cosa. Si te cansas de esa otra cosa, encuentra otra nueva; desde el punto de vista de la aventura del movimiento, las posibilidades son infinitas. Caminar, montar en bicicleta, nadar, bailar, escalar, hacer espeleología, remar…, lo que te haga moverte *y* te haga feliz es lo ideal para ti. Aunque moverse libera hormonas de la felicidad, el movimiento solo te levantará el ánimo si te lo pasas bien para empezar.

YA PUEDES MOVERTE

Moverte es algo más que hacer ejercicio físico, es conectarte con tu cuerpo de un modo que te hace sentir bien. Espero que en este capítulo no solo te hayas dado cuenta de lo importante que es el ejercicio físico para tu cuerpo, sino de que también tiene que ser divertido para nutrir tu mente y tu espíritu. Eso significa que el movimiento no tiene que estar constreñido a una modalidad única. Y que nunca eres demasiado viejo o demasiado joven, y que nunca tienes demasiado poco tiempo. El movimiento está hecho para todo el mundo.

LAS 10 MEJORES IDEAS PARA VIVIR POR SIEMPRE JOVEN: MUÉVETE

* Encuentra tiempo para moverte, aunque sea un paseo a la hora del almuerzo o unos ejercicios en la sala de personal. ¡Ponte en movimiento!

* Mira cómo juegan los niños y observa cómo se mueven sin inhibiciones. Intenta recuperar parte de esa libertad en tus movimientos.

* Ten seguridad en tu capacidad de moverte. Ve hasta el límite de tu zona de confort, pero llega a él pasito a pasito.

* ¡Haz que el movimiento sea divertido! Si no soportas correr, ¡no lo hagas! Encuentra otra cosa. Si para ti levantar pesas sería como cargar plomo, encuentra otras formas de mantenerte activo.

* Sácale partido a la necesidad de moverte como impulsora de aventuras; de este modo, nutre tu espíritu además de tu cuerpo y tu mente.

* Haz entrenamiento de resistencia en casa usando tu propio peso corporal. ¡A mí me parece que hacer unas cuantas extensiones de tríceps en el sofá mientras miras la tele es una forma espléndida de emplear el tiempo!

* Reduce el estrés de tu mente volviendo a conectarte con tu cuerpo: mientras te concentras en tu movimiento, tu mente tiene menos tiempo para distraerse por el estrés.

* Utiliza el movimiento como medio para respirar más aire: sal al aire libre para hacerlo, haz que tu corazón palpite y que tus pulmones se muevan. ¡Eso son dos secretos por el precio de uno!

* Utiliza el movimiento que elijas como forma de relacionarte con los demás: participar en clases de grupo o pasear con

amigos significa relacionarse un rato compartiendo una experiencia o una aventura.

◆ El movimiento diario reúne todos estos elementos por el bien de tu mente, tu cuerpo y tu espíritu. ¿A qué estás esperando?

TE TOCA

Ahora que has leído la mayor parte de este capítulo, ha llegado el momento de que decidas cómo vas a hacer *tuyos* exactamente los secretos de un buen movimiento integrándolos en tu vida diaria. Así que…

◆ Cierra el libro y piensa en las formas en las que te verías más capaz y te apetecería más empezar a llevar a la práctica las sugerencias de este capítulo, o cualquier otra idea que tengas relacionada con el movimiento.

◆ Toma después un bolígrafo y una libreta o un pedazo de papel y escribe las tres, cuatro o cinco de estas formas que realmente te apetecería más comprometerte a hacer, y que crees que no solo te serán realmente útiles, sino que también son alcanzables y sostenibles. Podrías decidir, por ejemplo, programar una alarma cada hora mientras trabajas y hacer algo divertido para hacer algún tipo de ejercicio entre 1 y 3 minutos; fijar un día para salir, regularmente, al aire libre para mover el cuerpo caminando, corriendo, montando en bicicleta, escalando o de cualquier otra forma y/o encontrar a un amigo o vecino con quien hacer diariamente actividades divertidas y que, por lo tanto, sea mucho más probable que te ciñas a tus planes.

◆ Si la idea de tres, cuatro o cinco cosas te abruma, empieza con solo una: la mejor forma de avanzar es yendo pasito a pasito, y si sigues con lo que empezaste, pronto ganarás impulso y querrás, y podrás, hacer más.

♦ Si necesitas un poco de ayuda y de ánimo para adentrarte en esta zona de toma de decisiones, prueba la técnica de «Absorto en la música» de la página 24 para ponerte en marcha.

♦ A continuación léete a ti mismo en voz alta las iniciativas que has incluido en tu lista y comprométete interiormente con el modo, el momento y el lugar en que vas a empezar a llevarlas a la práctica (como esta semana, o incluso *hoy* si es posible). Escribe, si quieres, estos detalles prácticos bajo las iniciativas si crees que eso te ayudará a seguirlas…

♦ Utiliza ahora esta lista como guía personal para mejorar la sección «Muévete» de tu rueda del equilibrio vital, y recupera la lista cada vez que necesites revisarla o añadirle algo…

¿DÓNDE ESTÁS AHORA? (2.ª PARTE)

Una vez que hayas estado utilizando la anterior lista de iniciativas durante un mes aproximadamente, habrá llegado el momento de evaluar cómo van las cosas. ¿Recuerdas la lista de frases que puntuaste al comienzo de este capítulo? Pues bien, léelas y puntúalas de nuevo. (Las he relacionado a continuación para que no tengas que buscarlas.)

Por favor, puntúa en una escala del 1 al 10 las siguientes cuestiones relacionadas con el movimiento, siendo 1 «nada cierto en mi caso» y 10 «totalmente cierto en mi caso».

- Si trabajo pegado a un escritorio, me aseguro de levantarme y alejarme de mi escritorio por lo menos una vez cada hora a lo largo de mi jornada laboral.
- Dedico tiempo a la práctica formal de ejercicio físico por lo menos cuatro veces a la semana, durante 45 minutos cada vez como mínimo.
- Me gusta probar distintas maneras de mantenerme en forma y varío mis actividades físicas a lo largo del año; estar en forma no es simplemente algo que se consigue en una clase de aerobic o haciendo *running*.
- Busco actividades que me lleven a superarme físicamente.
- Rara vez me siento aletargado: cuando estoy cansado, se trata de cansancio saludable y físico más que de apatía.

Tu objetivo es lograr una puntuación igual o superior a 40: una cifra superior al 80% que demuestra que dominas este secreto y que lo estás usando realmente para ayudarte a vivir por siempre joven. Pero sigue esforzándote, y haz todo lo que puedas para evitar caer en la autocomplacencia y recuperar malos hábitos.

Si estas poniendo en práctica las mejores ideas y llevando a cabo las iniciativas/técnicas que incluiste en tu lista, espero que tu puntuación haya mejorado desde la primera vez que la hiciste. Si no has llegado del todo donde quieres, vuelve al apartado «Te toca» para revisar tus iniciativas clave y asegurarte de que te siguen pareciendo relevantes (en la página 24 encontrarás más consejos sobre cómo revisar y reevaluar tus objetivos).

Cuando hayas estado practicando tus nuevas técnicas de la sección «Muévete» durante cierto tiempo, podrías revisar tu rueda del equilibrio vital (p. 25) para hacer un seguimiento de tus progresos sobre cómo te sientes y ver cómo han cambiado las cosas con respecto a este ámbito de tu vida. Esto te ayudará a reconocer tus logros y a seguir haciendo nuevos progresos. ¡Cuanto más sombreado está cada gajo, mayores son los pasos que estás dando en el camino hacia vivir por siempre joven!

SECRETO 3: NÚTRETE

Huelga decir que tu cuerpo necesita nutrirse para sobrevivir. Sin embargo, vivir por siempre joven no es solo cuestión de sobrevivir, sino de prosperar. Tu cuerpo obtiene el valor nutritivo (las vitaminas, los minerales, las grasas saludables y los demás nutrientes) de los alimentos que ingieres y lo convierte en energía para abastecer tu cuerpo y tu mente. Los productos sobrantes se convierten en productos de desecho, que tu cuerpo elimina. Este proceso es lo que llamamos digestión, y tu digestión tiene que ser saludable para que te nutras como es debido de un modo que contribuya a que todos tus sistemas corporales funcionen eficientemente.

Cuanto tu dieta es deficiente (y eso nos pasa a todos), un régimen de complementos de buena calidad puede llenar los vacíos, pero recuerda que los complementos son simplemente eso, complementos de una dieta saludable, no un sustituto. Hablaremos más sobre ello después. Y también está el agua. La hidratación vivificante es fundamental para la salud de las células de tu cuerpo, y es una metáfora de la fluidez que te permite sacar el máximo partido a tu vida.

En este capítulo veremos los secretos de una buena nutrición: cómo puedes optimizar tu dieta a través de los alimentos correctos que ingieres y los principios alimentarios que puedes seguir, y el papel que el tipo adecuado de complementos nutricionales desempeña para garantizar que tu cuerpo disponga de todo lo que necesita para poder vivir por siempre joven. Hablaremos después más a fondo del agua o, más concretamente, de la hidratación de tu cuerpo y tu mente, y veremos lo fundamental que es el agua para una vida sana y un espíritu sano.

Pero, antes de empezar, veamos dónde estás ahora mismo en lo que a tu nutrición se refiere.

¿DÓNDE ESTÁS AHORA? (1.ª PARTE)

Por favor, puntúa en una escala del 1 al 10 las siguientes cuestiones relacionadas con la nutrición, siendo 1 «nada cierto en mi caso» y 10 «totalmente cierto en mi caso». Anota tu puntuación. Más adelante, cuando hayas finalizado este capítulo y hayas empezado a poner en práctica sus consejos, plantéate de nuevo estas cuestiones.

- ◆ Soy consciente de mi dieta y trato de comer de modo saludable todos los días.
- ◆ Me apetece preparar y hacer todas mis comidas principales yo mismo.
- ◆ Ingiero alimentos que mantienen todo el día mis niveles de energía en lugar de depender de la cafeína o el azúcar.
- ◆ Tomo complementos naturales y superalimentos solo para asegurarme de llenar cualquier vacío en mi dieta saludable.
- ◆ Me aseguro de beber como mínimo dos litros de agua alcalina de calidad al día, más cuando hago ejercicio.

LA NECESIDAD DE NUTRIRSE

En el mundo desarrollado, la mayoría de personas comemos en general demasiados alimentos malos. Estoy hablando de alimentos procesados, alimentos que contienen sustancias químicas nocivas, alimentos cuyas grasas esenciales han sido sustituidas por azúcares y edulcorantes, y alimentos llenos de sales nocivas. Si introduces comida basura en tu cuerpo, tu cuerpo será un basurero. Es realmente así de simple.

Si, por otra parte, introduces alimentos frescos, ricos en nutrientes y libres de pesticidas en tu cuerpo, lo abastecerás de nutrientes purísimos que te proporcionarán energía de la mejor calidad. Fortalecerás tu sistema inmunitario, te sentirás y te verás más sano (y más joven) e incluso contribuirás a prolongar tu vida. Una vez más, es así de simple.

ERES LO QUE COMES

Bueno, ¿a qué me refiero con comida basura? No solo estoy hablando de los platos que sirve tu restaurante local de comida rápida. La comida basura adopta muchas formas. Toma los alimentos tratados con conservantes, por ejemplo. Hasta hace unos 100 años, los métodos de conservación de los alimentos existentes eran totalmente naturales: salazón, encurtido, ahumado, secado, fermentación, etc. Estos métodos naturales de conservar los alimentos y sus nutrientes permitieron a nuestros antepasados disfrutar de una dieta rica en nutrientes incluso cuando los alimentos frescos eran escasos en determinadas épocas del año.

Con el tiempo, los productores de alimentos empezaron a usar conservantes artificiales para prolongar el tiempo de conservación, lo que hacía que fuera mucho más fácil conseguir alimentos de temporada y no autóctonos a lo largo de todo el año y llegados de otros continentes. Aunque eso nos ofrece un maravilloso surtido donde elegir, también significa que corremos el riesgo de ingerir sustancias químicas artificiales que nuestro cuerpo no está preparado para tolerar. De modo parecido, el uso de herbicidas y pesticidas artificiales para proteger las cosechas mientras están plantadas aumenta nuestra exposición a más sustancias químicas artificiales.

Además, aunque la comida rápida parece ser muy sabrosa, de hecho esto suele deberse sobre todo al uso en abundancia de aceites «malos» (grasas saturadas) y sales procesadas o azúcares refinados nocivos. Algunos estudios, incluido uno publicado en el *British Journal of Sports Medicine* en 2017, afirman que el azúcar es adictivo, como algunas drogas recreativas. A pesar de la reacción en contra de otros miembros de la profesión médica ante esta afirmación, está generalmente aceptado que, más que el uso de la sal de mesa, el uso del azúcar es, como poco, habitual: una vez que te has acostumbrado a su gusto, no recuerdas el sabor que tenían los alimentos o las bebidas sin él.

A los alimentos procesados que contienen niveles elevados de sal, azúcar o grasas (o una combinación de cualquiera de ellos) suelen haberles eliminado también la mayoría de su valor nutritivo natural y hecho contener cantidades considerables de aditivos artificiales, lo que hace que sean deficientes a nivel nutricional. Como consecuencia de ello, no deben figurar en la dieta de alguien que quiere vivir por siempre joven. En su lugar, quiero animarte a ingerir alimentos más próximos a su estado natural; es decir, alimentos ecológicos, de temporada, y todas las frutas y las verduras crudas posibles.

COME ALIMENTOS ECOLÓGICOS

Criados o cultivados sin el uso de pesticidas, fungicidas, herbicidas, esteroides, hormonas del crecimiento ni conservantes sintéticos, los alimentos ecológicos proceden de campos libres de productos químicos, campos que también deben estar libres de productos químicos en kilómetros a la redonda. Sin embargo, cabe destacar que las regulaciones concretas sobre los alimentos que pueden considerarse ecológicos varían de un país a otro, de modo que comprueba las regulaciones de tu región y compra tus alimentos en consecuencia.

Si tu presupuesto no alcanza para una dieta totalmente ecológica, elige ingredientes clave ecológicos. Por ejemplo, elige carne y pescado ecológicos, pero compra verduras no ecológicas y, simplemente, asegúrate de lavarlas y pelarlas adecuadamente. Aunque la verdura no ecológica posee sustancias químicas procedentes de la tierra en la pulpa, por lo menos puedes eliminar los elementos nocivos de la superficie. En la actualidad, muchos supermercados venden también detergentes para alimentos, formulados específicamente (con ingredientes naturales) para eliminar los residuos químicos de la superficie de los alimentos.

COME ALIMENTOS FRESCOS Y ENTEROS

Las frutas y las verduras pierden cantidades considerables de vitaminas y minerales en el «breve» período de tiempo que transcurre desde que las cosechan hasta que llegan a tu mesa. La mejor forma de comer frutas y verduras frescas y enteras es encontrar agricultores y productores locales y comprárselas directamente. Si no tienes acceso a una tienda agrícola local o no te queda cerca una donde puedas comprar los alimentos en cuanto son cosechados, puede que lo mejor sea comprar alimentos que fueron congelados inmediatamente después de ser recolectados o recogidos.

Un «alimento entero» es un alimento que llega a tu mesa exactamente como quería la Madre Naturaleza, con todos sus nutrientes intactos, y libre de aditivos y de otras sustancias artificiales. Los alimentos enteros, por definición, contienen el equilibrio correcto de nutrientes y micronutrientes que los hace nutricionalmente «perfectos» para tu cuerpo. Piensa en ello como en sinergia alimentaria, una unión perfecta que nutre tu cuerpo y que, además, crea la sinergia de tus sistemas corporales.

Los alimentos enteros no incluyen solamente frutas y verduras frescas, sino también cereales integrales, y alimentos como la pasta y el arroz integral, que se preparan usando el grano entero, sin ser procesado, en lugar de la versión blanca a la que se ha despojado de muchos de sus nutrientes. Se cosechan en su correspondiente temporada, cuando las plantas están maduras, y proporcionan los mejores nutrientes a tu cuerpo de forma natural. Una dieta rica en productos ecológicos, frescos y enteros te hará sentir mucho más vivo que una con abundantes alimentos procesados y cargados de sustancias químicas.

COME MÁS VEGETALES

No me refiero a las plantas de tu huerto (a no ser que cultives tus propias frutas, verduras y hierbas aromáticas, por supuesto). Procura modificar tu dieta para ingerir más alimentos de origen vegetal, que son ricos en distintos nutrientes y han sido relacionados, más que la carne o el pescado, con índices más bajos de enfermedades crónicas. Yo me alimento principalmente de alimentos de energía vegetal, por lo que soy vegano, pero no estoy sugiriendo que tú *tengas* que hacerte vegetariano o vegano, a no ser que quieras, claro. Simplemente, estoy sugiriendo que reduzcas la cantidad de carne de tu dieta (página 98). ¡Aunque solo dejes de comer carne un par de días a la semana, notarás la diferencia en tu tránsito intestinal (eliminarás los productos de desecho de tu cuerpo de modo más eficaz) y unos mayores niveles de energía, porque toda la energía que usa tu cuerpo en esforzarse por digerir la carne se dedica a un puro y verdadero afán de vivir! En mis cursos de inmersión total (inmersión total significa que estamos todos juntos día y noche, y que nos suministran todas las comidas), solo servimos alimentos de origen vegetal. Aunque puede que al principio del curso algunos participantes se resistan a la idea de renunciar a la carne y los productos lácteos, al cabo de unas pocas comidas, cuando los niveles de energía empiezan a elevarse y la gente se siente y se ve mejor y más sana, cualquier barrera que existiera empieza a derrumbarse. Mucha gente sigue incluyendo una gran cantidad de alimentos vegetales en su dieta como opción de estilo de vida cuando vuelve al «mundo real».

Creo que los alimentos de origen vegetal, o alimentos de energía vegetal, como a mí me gusta llamarlos, te ayudan de maravilla a prolongar tu vida. Los motivos de ello son muchos; a continuación encontrarás unos cuantos para tentarte:

◆ Los alimentos de origen vegetal contienen antioxidantes, que facilitan que tu cuerpo neutralice los radicales libres; es decir, los átomos inestables que provocan el envejecimiento y contribuyen incluso a determinadas enfermedades como el cáncer y la cardiopatía. Los vegetales de colores parecidos contienen antioxidantes parecidos, de modo que ingerir un arcoíris de frutas y verduras garantiza que tu cuerpo reciba un cóctel radiante de beneficios.

- Las verduras de hoja verde, como las espinacas y la col rizada, contienen buenas cantidades de vitamina K, que ayuda al cuerpo a evitar enfermedades relacionadas con la edad, como la osteoporosis (debilitamiento de los huesos) y la cardiopatía.

- La berenjena contiene un compuesto llamado nasunina, un potente antioxidante que protege las células nerviosas de tu cerebro, lo que potencialmente prolonga la agudeza mental.

- Las frutas y las verduras ricas en vitamina C contribuyen a prevenir el envejecimiento de la piel porque se cree que la vitamina C estimula la producción de colágeno, el compuesto que proporciona elasticidad a tu piel.

- Las verduras del género *Brassica* (como las coles de Bruselas, el repollo y la coliflor) y las de la familia *Allium* (el ajo y la cebolla principalmente) contienen compuestos de azufre que contribuyen a aliviar el dolor de la inflamación de huesos y articulaciones, una causa principal del dolor de la artritis relacionada con la edad.

- The Nuffield Department of Clinical Medicine de la Universidad de Oxford hizo pública en 2011 una investigación que indicaba que los veganos y los vegetarianos presentan un menor riesgo de desarrollar cataratas en comparación con las personas consumidoras de carne.

- Se ha demostrado que una dieta vegana o vegetariana conlleva una reducción del riesgo de desarrollar diabetes relacionada con la edad (tipo II); la Facultad de Medicina de la Universidad George Washington ha afirmado que «las dietas vegetarianas ofrecen importantes beneficios para la gestión de la diabetes y pueden incluso reducir a la mitad la probabilidad de desarrollarla». ¡Genial!

Otra razón, aunque controvertida y todavía en fase de estudio, podría ser que una dieta basada en alimentos vegetales contribuye a conservar la «longitud» de los llamados telómeros, o trocitos de ADN situados en los extremos de los cromosomas. Un científico los ha descrito como los pequeños envoltorios de plástico que hay en los extremos de los cordones de los zapatos. Los telómeros se desgastan al envejecer, pero ese desgaste y esa rotura se aceleran debido a las malas elecciones alimentarias. Según algunos científicos, si sigues unos buenos principios alimentarios y llenas tu dieta de alimentos enteros y de frutas y verduras frescas, puedes reducir y revertir la velocidad de este desgaste y rotura, y prolongar así la vida celular.

En general, las pruebas sugieren que adoptar generalmente una dieta vegetariana podría prevenir alrededor de 40.000 defunciones al año tan solo en Gran Bretaña. ¡Es mucha gente con una vida más longeva!

Dieta basada en alimentos vegetales y nutrición completa

Si eres de la opinión que todos los veganos y los vegetarianos presentan deficiencias nutricionales, piénsatelo mejor, por favor. La postura oficial de la American Dietetic Association es que «una dieta vegetariana, o vegana, completa y bien diseñada es nutricionalmente sana y adecuada para todas las edades y las fases de la vida, incluidos los bebés, los ancianos e incluso los deportistas. Estar sano reduce la incidencia de enfermedades, y una mejor gestión de los problemas de salud existentes está relacionada con el seguimiento de una dieta vegetariana». Básicamente, si ingieres una amplia variedad de legumbres, semillas, frutos secos, frutas y verduras, obtienes toda la nutrición que necesitas a partir de una dieta vegetariana o vegana.

COME ALIMENTOS CRUDOS

A mi entender, no es solo que haya que aumentar las verduras de la dieta para intentar vivir por siempre joven, sino también la cantidad de verduras que comemos crudas. Los alimentos crudos te llegan exactamente como quería la naturaleza: sin la reducción nutricional que se produce durante el cocinado.

La forma más fácil de aumentar la cantidad de verduras crudas de tu dieta es tomar cada día un zumo o un batido preparado con verduras crudas. Un consejo: cómprate una buena licuadora para tus zumos y una buena batidora para tus batidos; las mejores que puedas permitirte. Preparar tus propios zumos y batidos es facilísimo si dispones de un electrodoméstico de calidad, ¡y fácil de lavar! Y si te los preparas tú mismo, ¡tienes la ventaja añadida de saber qué contiene exactamente lo que estás bebiendo!

Los zumos y los batidos recién hechos son ricos en enzimas vivas, que son fundamentales para el funcionamiento eficiente de tu sistema digestivo y proporcionan catalizadores para el funcionamiento y la comunicación entre todas las células de tu cuerpo. De hecho, las enzimas son fundamentales para la construcción y la reconstrucción que tiene lugar todos los días en el cuerpo. El motivo de que los alimentos crudos sean tan importantes es que el cocinado destruye estas valiosas encimas.

Me gusta tomarme un zumo verde de verduras todas las mañanas al levantarme, antes de desayunar (página contigua). A menudo me tomo después, a media mañana, un batido de bayas y superalimentos, porque mientras que un zumo recién exprimido incorpora rápidamente los nutrientes a tu torrente sanguíneo, un batido (que incluye la fruta entera) proporciona el beneficio añadido de usar la pulpa de las frutas y las verduras, con lo que te aporta también la fibra. Es bueno para tu digestión y evitará que quieras tomar un tentempié azucarado. Los batidos son también un medio excelente para aumentar aún más la ingesta nutricional a través de superalimentos (hierba de trigo, hierba de cebada, chlorella, espirulina, proteínas de cáñamo, chía o cacao, entre muchos otros).

◇◇

Tres de mis bebidas favoritas

Zumo verde matinal

Prueba distintas combinaciones y cantidades de los siguientes ingredientes hasta encontrar una mezcla que te guste:

- Col rizada
- Apio
- Pepino
- Manzana
- Espinacas
- Limón
- Jengibre

Batido de bayas y superalimentos

Una vez más, prueba distintas combinaciones y cantidades de los siguientes ingredientes a tu gusto. Cualquiera de las frutas puede conservarse congelada para tu comodidad. Ten cuidado con la cantidad de superalimentos que añadas al principio, puesto que algunos de ellos pueden tener un sabor bastante fuerte; ¡ve aumentando después la cantidad a medida que te gusten sus efectos positivos!

Fresas

Arándanos

Zarzamoras

Bayas de goji

Moras

Agua, leche de nueces o leche de coco

Una mezcla de superalimentos: hierba de trigo, hierba de cebada, chlorella, espirulina y proteínas de cáñamo.

Batido tropical

A continuación encontrarás otra combinación que puedes probar. ¡Añadir un par de cucharadas de linaza o de semillas de cáñamo a este batido tiene realmente un gran impacto!

Banana

Arándanos

Leche de coco

2 cucharadas de tus frutos secos o tus semillas favoritos

◇◇◇

Otro consejo sobre cómo incorporar más verduras crudas a tu dieta es comer todos los días una ensalada cruda (que incluya verduras ralladas o cortadas en juliana, además de hojas) antes de tu comida principal o como acompañamiento de la misma. Algo tan simple como un cuenco de hojas coronadas con zanahoria rallada o rodajas de remolacha o de calabacín, y aliñadas con una vinagreta balsámica, un poco de limón fresco y aceite de oliva extra virgen es una adición rápida, fácil y, sobre todo, sabrosa a tu dieta diaria que te ayudará a vivir por siempre joven, sintiéndote más vigoroso y con un aspecto espléndido.

COME ALIMENTOS ALCALINOS

El pH (potencial de hidrógeno) natural de nuestra sangre es ligeramente alcalino, normalmente un pH entre 7,35 y 7,45. Dicho de modo más sencillo, cuanto más alto es el pH, más alcalina y rica en oxígeno es una persona; cuanto más bajo es el pH, más ácida y falta de oxígeno está. Un cuerpo ácido proporciona un entorno en el que prosperan las enfermedades, incluidas las enfermedades relacionadas con la edad, como los problemas de corazón y determinados cánceres, y se acelera el envejecimiento celular.

Los alimentos que ingieres afectan a los niveles de pH de tu cuerpo. Los alimentos ligeramente ácidos, como las alubias y los frutos secos, ingeridos con moderación no son perjudiciales para ti, pero los que son muy ácidos, como la carne, los alimentos procesados, los alimentos blancos refinados y el alcohol, afectan negativamente a tu salud. Por otro lado, los alimentos muy alcalinos contribuirán a garantizar que tu cuerpo funcione con una eficiencia óptima. Los alimentos alcalinizadores comprenden la mayoría de frutas y verduras (destacan especialmente las verduras de hoja verde oscuro y los vegetales marinos, como los diversos tipos de algas marinas comestibles), además de las hierbas aromáticas, las especias y las plantas para infusiones, como el diente de león.

ALIMENTOS QUE HAY QUE MANTENER
FUERA DEL MENÚ

Si algunos alimentos son buenos para ti, forzosamente otros no lo son. A continuación encontrarás los alimentos que te aconsejo que reduzcas o elimines por completo de tu dieta para vivir por siempre joven, además de los alimentos procesados que ya se han mencionado.

Alimentos «bajos»

Bajo en calorías, bajo en grasas, bajo en azúcar… No caigas en la tentación de creer que estas etiquetas significan que el contenido del envase es bueno para ti. A la mayoría de alimentos «bajos» les han eliminado algo natural, o si se les ha sustituido algo poco natural y «malo» para ti (como el azúcar refinado), es probable que se haya cambiado directamente por algo igual de malo, cuando no peor, que suele consistir en una sustancia química artificial.

Más aún, si bien los yogures bajos en grasas pueden tener menos calorías, muchos estudios nutricionales demuestran que ingerir cantidades moderadas de grasas naturales (es decir, grasas que se encuentran de modo natural en los alimentos, no las que se añaden a los alimentos para que sepan mejor) poseen el efecto de mejorar el equilibrio total de la dieta y reducir la incidencia de obesidad. Además, los alimentos bajos en grasas y bajos en calorías suelen contener azúcar añadido para ser más apetitosos. Y el azúcar añadido es definitivamente algo que hay que evitar. Así pues, mantente alejado de ellos en general.

Alimentos azucarados

Las investigaciones demuestran que cuando el azúcar se introduce en el cuerpo, reacciona con determinadas proteínas y endurece el colágeno (el tejido conectivo) de la piel. El resultado tangible de ello es que acelera el envejecimiento de la piel, con la aparición de zonas secas y de arrugas. Además, el azúcar en sí aporta calorías vacías, por lo que no proporciona ningún beneficio nutricional a tu cuerpo.

Si eres goloso y crees que no puedes pasar sin azúcar, al principio intenta simplemente mantenerte alejado del *azúcar blanco refinado* en todas sus formas. Aunque está bien sustituirlo por un poco de azúcar natural (como el azúcar de coco, el sirope de arce, la miel o el néctar de agave) mientras te acostumbras a sabores menos azucarados, ten presente que el azúcar es azúcar. Nunca es saludable. Jamás. Así que pásate a formas naturales, pero empieza a reducir la cantidad que usas al cocinar y ve dejando de añadirlo a las bebidas, como el té y el café, y a los cereales.

Tal vez te preguntes por el azúcar presente de modo natural en la fruta. Añadir o usar azúcar extraído de fruta como sustituto del azúcar refinado no es mejor que usar el azúcar refinado para empezar. Sin embargo, está bien ingerir una cantidad moderada de fruta entera, incluido el azúcar que contiene, puesto que la fibra de la pulpa de la fruta contribuye a compensar los efectos del azúcar de la fruta en tu cuerpo. Asegúrate solo de no comer un exceso de fruta y cuida tus dientes, ya que el efecto del azúcar de la fruta directamente en ellos no es demasiado mejor que el de los caramelos.

Alimentos enriquecidos

Una observación sobre los alimentos enriquecidos: se trata de alimentos, muy a menudo cereales de desayuno, que afirman a bombo y platillo que incluyen (están «enriquecidos con») vitaminas adicionales. Limitarse a añadir vitaminas a un alimento enriqueciéndolo no aporta el mismo valor nutricional que las mismas cantidades de esas vitaminas en alimentos frescos o en un complemento de buena calidad. Obtén tus nutrientes de formas que sean crudas, sin procesar e integrales (ahondaremos en este punto más adelante).

Carne y pescado

No espero que todos los lectores de este libro se hagan vegeta-rianos, y acepto que comer carne sigue siendo una parte per-fectamente normal de la vida de la mayoría de personas. Sin embargo, las proteínas concentradas de la carne hacen que a tu cuerpo le resulte muy difícil digerirla; algunas carnes perma-necen en tus intestinos hasta tres días antes de que tu cuerpo las haya descompuesto eficazmente antes de eliminarlas. Ade-más, un estudio de la Universidad de Glasgow, en el Reino Unido, publicado en 2016, encontró relaciones entre el consu-mo de carne roja como parte de una dieta pobre en general y un aumento de los signos de envejecimiento, en especial en los riñones.

De modo que, si te gusta la idea de una dieta sin carne, ase-gúrate de obtener todas las proteínas que necesitas a partir de una dieta variada que incluya muchas frutas, verduras, frutos secos, legumbres, semillas y granos.

Sin embargo, si sigues prefiriendo comer por lo menos algo de carne, sigue estas normas para minimizar los efectos negati-vos en tu salud:

- Limita las comidas de pescado o carne a solo dos o tres ve-ces a la semana.
- Opta por carne blanca o pescado antes que por carne roja.
- Elige carne ecológica (antes de elegir fruta y verdura ecoló-gicas, si tienes que elegir).
- Elige pescado que sea rico en los saludables ácidos grasos omega-3 y omega-6, que el cuerpo no produce por sí mismo

y que tenemos que obtener de nuestros alimentos (salmón, caballa, sardina y arenque son buenos ejemplos).

◆ Evita, sin embargo, ingerir pescado azul, como el atún, el salmón, la aguja y el pez espada, más de dos veces a la semana porque el pescado azul puede contener niveles elevados de mercurio, un tóxico nocivo.

◆ Evita ingerir carbohidratos junto con la carne; el cuerpo descompone los alimentos con carbohidratos, como las patatas, el arroz y la pasta integral, más deprisa que la carne, por lo que la digestión es más fácil si los ingieres por separado.

Productos lácteos

De niño tenía diversas alergias, afecciones cutáneas muy malas y muchos problemas respiratorios. He averiguado que la mayoría de todo ello tenía su origen en los productos lácteos: leche, queso, yogur... Por supuesto, no todo el mundo reacciona a los alimentos lácteos del mismo modo que yo. Sin embargo, la cuestión de si los productos lácteos son tan buenos para nosotros como se creía tiempo atrás es muy controvertida. Algunos investigadores afirman que el cuerpo consume más calcio del que obtiene al descomponer los productos lácteos y que, además, estos contienen ácido láctico, del que el cuerpo tiene que proteger a los huesos y los órganos, mientras que otros sostienen que los productos lácteos poseen solamente beneficios nutricionales para el cuerpo y que son fundamentales para la salud de los huesos.

Yo soy vegano, por lo que no consumo ningún producto lácteo y sustituyo la leche de vaca por alternativas como la leche de coco, la leche de almendras, la leche de anacardos y la leche de arroz, y si no puedo conseguirlas, en contadas ocasiones consumo leche de soja. Me aseguro de ingerir grandes cantidades de calcio llenando mi dieta de verduras de hoja verde oscura, higos y almendras, que son excelentes fuentes de él. Y me siento mucho mejor. Aun así, si renunciar a los productos lácteos no está hecho para ti, asegúrate simplemente de que los productos lácteos que ingieres proceden de granjas ecológicas y de animales alimentados con hierba.

La dieta y hacer dieta

Nadie que ingiera una variedad saludable de alimentos nutricionalmente equilibrados debería «hacer dieta» propiamente dicho; es decir, limitar la ingesta de alimentos con objeto de perder peso. Una actitud saludable hacia la comida conlleva que te estabilices en tu peso, tu figura y tu aspecto óptimos y que te sientas totalmente fabuloso el resto de tu vida.

Sin embargo, muchos expertos creen que tendrías que comer de acuerdo con tu edad para optimizar tu salud en cada etapa de tu vida. Me explicaré… Si observas a los animales que viven en libertad, verás que no presentan sobrepeso y que jamás tienen que contar las calorías. Cuando eliges alimentos frescos, de energía vegetal, tu cuerpo entra en sintonía con tu vida, y cuando está satisfecho con la cantidad de alimento que necesita, envía una señal a tu cerebro para que dejes de comer y no te excedas. Come bien y escucha a tu cuerpo, y te estabilizarás en tu peso adecuado. La cantidad de alimentos que necesitas depende de tu edad y de tu estilo de vida (un trabajo que sea físicamente exigente precisa más calorías que pasarte sentado la mayoría del día ante un escritorio, por ejemplo) y nadie conoce tu cuerpo mejor que tú, porque tú vives en él. Asegúrate de que lo que comes obedece a fines nutricionales, no emocionales, y pronto estarás en equilibrio con tus elecciones y sabrás cuándo has comido suficiente. Deja que tu cuerpo hable por ti y préstale atención.

TU DIETA: VOLVER A EMPEZAR

Si has leído todo esto y crees que necesitas hacer algunos cambios para comer mejor y sentirte mejor, no te asustes. No tienes que hacerlo todo de un día para otro. Date un tiempo para adaptarte y ve introduciendo nuevos principios alimentarios poco a poco, hasta que te resulten naturales y habituales. Cambia a tu propio ritmo y acostúmbrate a una o dos alternativas más saludables antes de abordar más. De esta forma, es más probable que mantengas los cambios saludables que hagas. Así, por ejemplo, durante las dos primeras semanas de tu nueva y más juvenil dieta, podrías simplemente introducir un zumo o un batido vegetariano antes del desayuno tres mañanas a la semana y aumentarlo después a todos los días. A la cuarta semana, podrías sustituir una comida a base de carne por otra vegetariana e ir aumentando semana a semana hasta haber alcanzado un equilibrio que te haga sentir lo mejor posible. O bien una semana podrías cambiar ese paquete de patatas chips que tomas todos los días por un puñado de almendras y nueces crudas. (Son sabrosas y crujientes, además de nutritivas y de no estar procesadas.) La semana siguiente podrías cambiar el dónut de media mañana por una macedonia de frutas, o por unas galletas saladas saludables untadas con algo de mantequilla de frutos secos o de hummus. Etcétera. La clave, como ocurre con todo, es dedicar un poco de tiempo a pensar bien lo que es probable que vaya a funcionarte porque la idea te gusta y crees que te hará sentir mejor. De otro modo, no es probable que puedas conservar tus nuevos hábitos alimentarios «juveniles».

Comienza con un zumo depurativo

El mundo actual es más tóxico que nunca dado que la contaminación y los pesticidas afectan a nuestro entorno y nuestros alimentos. Creo que tenemos que depurar y purificar nuestro cuerpo de modo regular. Un zumo depurativo cada dos o tres días (en esta página) ofrecerá a tu cuerpo la oportunidad de reiniciarse, descansar y recuperarse, lo que ayuda a tu organismo a mantenerse al día del mantenimiento que precisa para funcionar óptimamente. Recomiendo hacerlo cuatro veces al año por lo menos, con los cambios de estación, pero si tienes cualquier problema médico, tendrías que consultar antes a tu médico.

◇◇

Zumo depurativo

Empieza el día con un vaso de agua caliente sazonado con un chorrito de zumo de limón recién exprimido y bebe después entre 2 y 2,5 litros de zumo recién exprimido a lo largo del día sin ingerir ningún otro alimento. Te sugeriría repartir este zumo en cinco o seis bebidas, tomadas a intervalos regulares, y elegir los ingredientes del zumo entre todos los colores del arcoíris. Empieza con un zumo verde (como el de la página 93), de modo que aumentes tu alcalinidad desde el primer momento, y después mezcla y cambia a lo largo del día. Hay a quien le gusta un zumo exclusivamente de verduras seguido de un zumo exclusivamente de frutas, de modo que es como ingerir una sopa de verduras seguida de un pudin en cada comida. Y saborea realmente cada uno de ellos...

◇◇

No te preocupes por las pequeñas cosas

Comer debería ser divertido, y sin duda no debería basarse en la negación. Necesitas un equilibrio que te haga sentir bien. Busca un porcentaje de 80 a 20, es decir, sigue principios alimentarios para vivir por siempre joven un 80% del tiempo y permítete deslices un 20% del tiempo. Si una tarde te pones hasta las cejas de tarta de chocolate, ¡disfrútala y no te sientas culpable por ello! (Simplemente, no lo conviertas en una costumbre.)

Sé regular

Come saludablemente poco y a menudo, de modo que no tengas hambre; el hambre te incitará a echar mano de un tentempié azucarado. Y si estás emocionado o cansado, no recurras a los bombones (alguna que otra vez puedes hacer una excepción e ingerir chocolate crudo o negro de como mínimo un 70% de cacao no procesado). Toma, en su lugar, una relajante taza de infusión de frambuesa, o un cuenco de sopa de verduras o miso. La de tomate y albahaca, la de curry verde tailandés, la de zanahoria y cilantro y la de calabaza son mis sopas vegetarianas favoritas para levantarme el ánimo, y la zanahoria, el apio o el pepino picados y mojados en hummus es el sabroso tentempié que me motiva y me deja satisfecho.

Tómate tu tiempo

¿Cuántas veces comes yendo de un lado a otro o comes a toda prisa para poder dedicarte a otra tarea o ver algo por la tele o irte a otro sitio? Comer es fundamental para tu bienestar físico y mental, y se sabe que dedicar tiempo a la comida (comer conscientemente con la implicación de todos los sentidos) es beneficioso para la digestión. En realidad, es algo de sentido común; todos sabemos que comer deprisa es malo para nosotros, puesto que ingerimos demasiadas calorías antes de darnos cuenta de que hemos comido suficiente, lo que da lugar a la indigestión. Para tu cuerpo y tu mente, la forma ideal de comer y disfrutar de los alimentos consiste en dar bocados pequeños, asegurarte de saborear los sabores y las texturas de lo que estás comiendo y dedicar tiempo a masticar. Masticar es especialmente importante, puesto que refuerza el proceso digestivo e indica a tu estómago que la comida va de camino.

Incluso antes de empezar a comer, dedica algo de tiempo a la preparación de los alimentos, lo que estimula los jugos gástricos y prepara tu sistema digestivo para recibir alimentos y descomponerlos eficientemente. Cocinar y comer de forma consciente, simplemente, cuida mejor tu sistema digestivo.

Da las gracias

En mis cursos avanzados, bendecimos los alimentos antes de comer. A algunas personas puede resultarles algo extraño, pero la práctica de «dar gracias» por la comida se remonta a miles de años. No es necesario pensar en ello en un sentido religioso o espiritual (a no ser que quieras hacerlo), sino simplemente como medio para relajar tu sistema nervioso, reducir cualquier estrés y conectar con un estado en el que tu cuerpo acepte el valor nutritivo de los alimentos y su capacidad de nutrirte no solo físicamente, sino también emocional y mentalmente.

La bendición no tiene que ser complicada, basta con dar las gracias. Puedes simplemente estar sentado sin moverte un momento y decir mentalmente o en voz alta: *Gracias por estos alimentos que van a nutrir mi cuerpo y a ayudarme a vivir por siempre joven.*

También puedes usar la siguiente idea, adaptándola del modo que te resulte más conveniente:

- Pon la mesa y haz que resulte atractiva; recuerda que comer debería ser una experiencia alegre y placentera en la que participen todos los sentidos.
- Coloca la comida en la mesa y siéntate dispuesto a comer. Extiende las palmas de las manos hacia abajo sobre tu comida. El objetivo es captar la energía que procede de los alimentos para que se introduzca por los centros de energía de la palma de tus manos.
- Di unas cuantas palabras de agradecimiento, por ejemplo: *Gracias al sol por iluminar nuestro planeta y contribuir a nutrir las plantas con su energía. Gracias a la lluvia que regó estos alimentos y los ayudó a crecer. Gracias a los agricultores que ayudaron a cosechar estos alimentos, y gracias a las personas que hicieron posible traerlos del campo a mi mesa. Gracias a la persona que me preparó esta comida.*

Para mí, un pequeño ejercicio como este antes de comer o beber algo, aunque solo lo haga mentalmente, es tan valioso como calentar mi cuerpo antes de hacer ejercicio.

Reconecta

Usa la hora de comer como una oportunidad de reconectar con tus seres queridos. Sentaos juntos con la mayor frecuencia posible para comentar los acontecimientos del día. Asegúrate de que todo el mundo tenga ocasión de hablar. Evita cualquier distracción: nada de tele, móviles o tabletas. Centra las horas de comer en la interacción humana y el amor entre vosotros. Es interesante mencionar que un grupo de investigadores de la Universidad de

Harvard descubrió en 1996 que comer y hablar durante las comidas era más eficaz a la hora de desarrollar el vocabulario de los niños que jugar o leerles cuentos.

Una conversación estimulante y amena y sentirse escuchado y valorado es importante para mejorar el estado de ánimo y prolongar la agudeza mental. Dicho de modo sencillo, nuestra mente se mantiene más joven si está activa y ocupada, y no hay forma mejor de ocuparla que alrededor de la mesa del comedor.

USAR SUPLEMENTOS DIETÉTICOS

El doctor Linus Pauling, doble ganador del premio Nobel, dijo: «Se puede encontrar el origen de cualquier enfermedad, de cualquier afección y de cualquier dolencia en una deficiencia mineral».

Tu cuerpo usa macronutrientes (grasas, proteínas, carbohidratos y fibra) para su crecimiento, mantenimiento y reparación. Usa micronutrientes (vitaminas, minerales, enzimas, etcétera) para su funcionamiento a nivel celular para nutrir hasta la más pequeña de tus moléculas.

En un mundo ideal, obtendríamos todos los nutrientes que necesitamos de los alimentos que ingerimos. Pero las prácticas alimentarias modernas (incluido el modo en que nuestros alimentos crecen, se cultivan, se transportan y se cocinan) distan mucho de los ideales que nos permiten obtener de nuestra comida toda la alimentación, los nutrientes, los minerales y la satisfacción que necesitamos. Por ejemplo, los tomates y las lechugas se recogen jóvenes y se transportan refrigeradas para que tengan un aspecto idílico en los estantes de las tiendas, sin dar a las plantas el tiempo suficiente para madurar como es debido y adquirir así todo el valor nutricional que podrían.

Naturalmente, si sigues mis principios alimentarios y comes alimentos de granja en un estado lo más natural posible ya estás haciendo lo mejor que puedes hacer para asegurarte de que la comida que ingieres sea lo más rica en nutrientes posible. Sin embargo, por desgracia, sigue sin ser suficiente. Aunque comiéramos las aconsejadas ocho raciones de frutas y verduras al día, recogidas directamente del huerto, la mayoría de personas seguiríamos presentando una deficiencia nutricional en uno o más aspectos, simplemente porque nuestros suelos no son tan ricos y nutritivos como antes.

Así que, para llenar el vacío, a veces necesitamos recurrir a los suplementos. Te sugiero que lleves un diario alimentario durante una o dos semanas y lo compares con una lista de vitaminas y minerales esenciales, antioxidantes y grasas esenciales para comprobar en qué aspecto podrían beneficiarte más los suplementos y qué nutrientes quieres que contengan. Pero ¿son todos los suplementos igual de buenos? ¡No!

Al ingerir un multivitamínico, más concretamente un comprimido, los ingredientes activos tienen que liberarse en el estómago y recorrer después el intestino delgado, donde se absorben hacia el torrente sanguíneo. Sin embargo, la mayoría de suplementos no cumplen su cometido. Los ácidos estomacales destruyen los nutrientes de los comprimidos de mala calidad, lo que significa que tu sangre no está absorbiendo en realidad nada de demasiado valor. Si eliges el suplemento equivocado, lo más probable es que lo único que obtengas sea un pipí caro (¡disculpa que lo diga de un modo tan brusco!) Lamentablemente, la industria de los suplementos no está regulada, lo que significa que la calidad de los suplementos disponibles varía mucho. Producir un suplemento de alta calidad no consiste simplemente en mezclar los diversos ingredientes y presentarlos juntos. Crear suplementos conlleva formular científicamente la sinergia de la naturaleza en una única dosis. Cuando lo crean científicos expertos, un suplemento así es mucho más que la suma de sus partes. Estos suplementos no solo contienen una combinación de ingredientes adecuada, sino que también son más biodisponibles, lo que significa que el cuerpo puede usarlos fácilmente.

Te incluyo mis mejores consejos para elegir los suplementos adecuados:

- Asegúrate de que los nutrientes de tus suplementos no estén aislados. En la naturaleza no hay un solo alimento que contenga un nutriente aislado; los nutrientes individuales forman parte de una compleja matriz alimentaria diseñada para aportar ese nutriente a tu cuerpo del modo más eficaz posible. Tu cuerpo no absorbe eficazmente un suplemento de vitamina C, por ejemplo, a no ser que contenga los demás nutrientes (ascorbinógeno, bioflavonoides, rutina, etcétera) que están presentes de forma natural en los alimentos ricos en vitamina C. Todos ellos son partes vitales del sistema de entrega que tu cuerpo reconoce al intentar asimilar esta vitamina. De modo parecido, para que tu cuerpo absorba la vitamina B12, necesita también un aporte de ácido fólico (otra vitamina B). La relación también funciona en sentido contrario: el ácido fólico necesita la vitamina B12. Si tomas uno de estos nutrientes sin el otro, tu cuerpo no obtiene sus beneficios. Así que, cuando elijas un suplemento, encuentra uno que proporcione vitaminas, minerales y grasas combinados como en la naturaleza (cuando sus productos están combinados de forma natural, la mayoría de productores lo proclaman a los cuatro vientos). Si dudas, pide consejo a un nutricionista cualificado.
- Elige suplementos prensados en frío. Calentar los nutrientes a más de 115 ºC destruye las enzimas de modo que ya no

nutren tu cuerpo. Si el envase no indica «prensado en frío», no lo compres.

◆ Para los suplementos en polvo (entre los que figuran las cápsulas), elige la opción vegana, aunque no seas vegano. Las demás formas pueden contener sustancias químicas peligrosas.

◆ Lee los ingredientes en busca de agentes volumétricos o agentes de carga, ¡como sustancias petroquímicas que no estaban pensadas para el consumo humano! Si ves cualquier cosa sospechosa, piénsatelo bien. Elige suplementos que solo contengan nutrientes, nada más, nada menos. Si dudas, busca en Google las palabras que no entiendas antes de comprar.

◆ No presupongas que, si pagas más, vas a obtener por fuerza una mejor calidad. Asegúrate de leer atentamente el envase y de comprender qué son y cómo actúan todos los ingredientes.

◆ Ten cuidado con los suplementos que afirman proporcionar una cantidad muy superior a la cantidad diaria recomendada (CDR) de ese nutriente. No necesitas la cantidad extra. ¿Por qué tendrías que elegir entonces un suplemento que te la aporta? Es solo una estratagema para que te gastes más dinero en alternativas que no necesitas.

Suplementos fáciles

Pero los suplementos no solo se presentan en forma de comprimidos. Puedes comprarlos en polvo o en forma de aceite a proveedores de confianza y añadirlos a las comidas o a tu batido diario para darte un impulso fantástico. Te indico a continuación unos cuantos suplementos de superalimentos que yo tomo diariamente y que son muy aconsejables:

Linaza prensada en frío
Hierba de trigo
Hierba de cebada
Espirulina
Maca andina
Cacao crudo

Todos ellos pueden añadirse fácilmente a cereales, zumos o batidos. Necesitamos estos nutrientes en todas las etapas de nuestra vida, porque todas las células de nuestro cuerpo necesitan oxígeno, agua y nutrientes. Estos superalimentos contienen hasta un 400% más de valor nutricional que la mayoría de alimentos que la gente consume hoy en día.

Creo que la naturaleza posee todas las respuestas, y que mejorar tu dieta con nutrientes adicionales mejorará más tu salud y tu vitalidad. Asegúrate de que cualquier suplemento que tomas sea ecológico y crudo para que contenga enzimas vivas. Recuerda que la nutrición no tiene por qué ser complicada, y que nuestras necesidades nutricionales no cambian necesariamente con la edad. Simplemente, escucha a tu cuerpo y usa el sentido común: mientras obtengas buenas cantidades de vitaminas y minerales esenciales, nutrirás bien tus células y optimizarás tus posibilidades de vivir por siempre joven.

Somos una columna de agua oceánica andante.
Camina descalzo, toca la tierra y come alimentos ricos
en antioxidantes, calcio y magnesio.

David Wolfe, conocido como «Avocado» — autor, experto
en superalimentos y nutrición

AGUA: LA FUENTE DE TODA VIDA

Ningún capítulo sobre los secretos de cómo nutrir tu cuerpo estaría completo sin hablar del agua. Todos los seres vivos, desde las algas hasta los seres humanos, necesitan agua para sobrevivir. Seré franco contigo: si la vida no puede existir sin agua, tu longevidad tampoco es posible sin agua.

¿Recuerdas el primer secreto, «Respira», para oxigenar tu cuerpo correctamente? Si es así, ya sabes que solo podrías vivir unos tres minutos sin oxígeno, y solo tres días sin agua. Es mucho menos tiempo del que puedes sobrevivir sin comida.

Alrededor del 70% del planeta está cubierto de agua, y entre un 55 y un 70% de tu cuerpo está compuesto de agua (la cantidad exacta depende del sexo, la edad y el peso). Esta es la importancia del agua para la supervivencia. La necesitas para la buena salud de la sangre, la linfa, la depuración, la digestión, la piel, los ojos y el cabello. Mareos, espasmos musculares, calambres, dolor óseo, ojos secos, piel seca, inmunidad reducida, cefaleas, pérdida de memoria y boca seca son signos de que tu cuerpo necesita agua, junto con una producción reducida de orina y orina de color amarillo, por supuesto. Si pierdes un simple 10% del agua de tu cuerpo, puedes sufrir una deshidratación grave; y, según algunas fuentes, si pierdes el 20% corres peligro de muerte. Es bastante alucinante.

¿Cuánta agua necesitas?

Debes proponerte beber entre ocho y diez vasos de agua al día para que tu cuerpo siga funcionando óptimamente, además de tres o cuatro vasos adicionales para reemplazar los fluidos que habrás perdido a través del sudor si has hecho ejercicio.

Vale la pena destacar que agua quiere decir agua, no otros líquidos que contengan agua, como bebidas con gas o con cafeína, o alcohol, que poseen, todos ellos, efectos negativos documentados en el cuerpo. Por ejemplo:

- La cafeína es un alcaloide del grupo de las xantinas: un estimulante psicoativo que afecta al sistema nervioso central para reducir temporalmente la somnolencia y restablecer el estado de vigilia.
- El café es un alimento ácido, y ya sabemos que el cuerpo debería ser ligeramente alcalino. Una taza de café o un par de tazas de té no son nocivos, pero una ingesta elevada de cafeína puede provocar cefalea, nerviosismo, falta de concentración y deshidratación.
- El alcohol (incluso con moderación) afecta negativamente a todos los sistemas de tu cuerpo, lo que, por supuesto, no favorece la longevidad. Además, al privar de agua y nutrientes a tu piel y tu cabello, dificultar tu capacidad de dormir bien y conllevar aumento de peso, los efectos envejecedores de beber alcohol no se limitan solamente al interior de tu cuerpo. Si quieres vivir por siempre joven, el mejor consejo que puedo darte es abstenerte de él por completo, aunque acepto que eso no es necesariamente realista. Procura reducirlo poco a poco, con el propósito de limitar tu ingesta a solo dos o tres unidades a la semana.

«¡Nada de alcohol, nada de café, nada de bebidas con gas! ¡Pero el agua es tan sosa!», dirás. Pues trata de animarla un poco. Podrías sustituir los refrescos cargados de azúcar por agua sazonada con un chorrito de zumo de limón o con un poco de pepino y de menta. Las infusiones y los zumos de frutas diluidos son otra buena alternativa. La leche puede contribuir al límite diario, pero cada vaso de leche cuenta solo como medio vaso de agua.

Por último, aumenta tu ingesta de alimentos ricos en agua en la dieta con frutas y verduras frescas. El agua que contienen contribuirá a hidratarte, lo que es como darte una ducha depurativa, refrescante y nutritiva desde tu interior.

Agua para tu espíritu

Piensa en esto: la única razón de que sea posible la vida en la tierra es la existencia de agua. Hasta ahora, parece que nuestro planeta de agua es único en el sistema solar. Pero, además de ser una necesidad física, el agua tiene la capacidad de mejorarnos también espiritualmente. De hecho, el agua se ha usado como metáfora del espíritu en culturas de todo el mundo desde tiempos inmemoriales.

Bruce Lee dijo una vez «Sé como el agua» porque el agua puede adoptar muchas formas distintas. Unas veces es sólida como el hielo, otras se evapora en el aire, otras fluye entre y alrededor de las piedras en los arroyos, otras cae en forma de lluvia del cielo para nutrir la tierra y otras fluye en grandes océanos y crea olas llenas de poder y de energía.

Piensa cómo estas distintas propiedades del agua podrían convertirse en metáforas en tu vida:

- Sé sólido en tus relaciones y en tu confianza en ti mismo y en quienes te rodean.
- Sé ligero y etéreo despojándote de preocupaciones y viviendo en el presente.
- Sé fluido y creativo cuando te encuentres obstáculos en tu camino.
- Sé nutritivo en tus interacciones con los demás, y date tiempo para nutrirte a ti mismo.
- Reúne tu poder y tu energía y «crea olas» de cambio positivo en tu vida.

El difunto autor, investigador y fotógrafo japonés Masaru Emoto (1943-2014) creía que nuestros pensamientos y nuestras emociones afectan al agua de nuestro cuerpo y nuestra mente. Y se propuso demostrarlo. Proyectó ciertas intenciones en diferentes recipientes de agua, los congeló y fotografió los cristales de hielo. Si los pensamientos eran puros y positivos, como el amor, la paz, el agradecimiento, etcétera, los cristales del agua congelada eran simétricos y parecían hermosos copos de nieve. Cada vez que las intenciones eran negativas, como te odio, me pones enfermo, cállate, etcétera, los cristales estaban desequilibrados y eran irregulares. Aunque su investigación es objeto de mucha crítica, la idea de que el modo en que pensamos y sentimos afecta al «flujo» (de energía, de positividad, de actitud) en nuestro cuerpo y mente no es insólita; es un principio subyacente de filosofías ancestrales desde la India hasta Mesoamérica. Si pensamos en esta energía vital como en el agua que necesitamos de modo tan fundamental para vivir, entonces, aunque no creamos en la veracidad de los hallazgos de Emoto, podemos vivir sin duda de acuerdo con sus valores.

....

Pruébalo ahora: el poder del agua*

Así pues, si el agua es una metáfora del espíritu y el flujo, es el tema perfecto para una meditación o visualización. Intenta los dos ejercicios siguientes. El primero es una visualización y el segundo una meditación de tres minutos. Practícalos lo más frecuentemente que puedas y conéctate así con la pureza y el poder del agua. Puede resultar especialmente útil hacer este ejercicio por la mañana, para ayudarte a empezar el día positivamente y con una fuerte intención de tener un «flujo» positivo.

Mejora tu flujo interior

- Sírvete un vaso de agua. Antes de beberlo, míralo y proyecta en él pensamientos y energía positivos. Piensa que es como cuando bendijiste los alimentos, solo que esta vez lo haces con el agua que vas a beber. Da gracias por ella, considera sus propiedades vivificantes (para tu cuerpo, para las plantas de tu huerto, para todos los animales de la tierra) y maravíllate de que este líquido sencillo y transparente pueda tener tanto poder.

- Da ahora tu primer sorbo. Sé realmente consciente de la sensación del agua en tus labios y lengua, y de su paso por tu garganta. Imagina que fluye hacia todas las partes de tu cuerpo, por tus venas, hacia tu corazón y tu mente. Recuérdate a ti mismo que está imbuida de energía positiva, y siente realmente que esa energía fluye por tu cuerpo.

- Sigue sorbiendo e imagina que el agua depura todo tu organismo. Al eliminar las impurezas de tu cuerpo, nota que te invade una sensación de calma. Agradece la sensación de paz y tranquilidad que esto conlleva. Concéntrate realmente en el flujo: imagina cómo asciende desde los dedos de tus pies hacia tus pantorrillas, tus muslos, tu abdomen, tu corazón y tu tórax, desciende por tus brazos hasta llegar a los dedos y llega también hasta lo más alto de tu cabeza. La calma te invade.

La mente es una charca de agua

Otra analogía que realmente me ayuda consiste en imaginar que mi mente es una charca de agua. Cuando esa charca está revuelta y estresada, la charca está turbia y embarrada. Sin embargo, cuando mi mente está tranquila y en calma, el agua está tranquila y en calma, y puedo ver los pensamientos, los recuerdos y las figuraciones perfectamente reflejados en ella. Si aprendes a tranquilizar las aguas de tu mente, obtendrás claridad.

A continuación encontrarás una sencilla meditación de tres minutos para ayudarte a tranquilizar la «charca de agua» de tu mente. Disfruta de este momento de descanso y nota la diferencia en solo tres minutos:

- Inspira hondo mientras relajas el cuerpo, contén el aire y espira.
- Inspira hondo otra vez y nota cómo te relajas, liberándote de todo lo que no te sirve.
- Sigue respirando profunda y rítmicamente e imagina que eres la gota en el océano que se convierte en el océano, expandiendo tu conciencia.
- Hay más cosas de las que maravillarte que las que has experimentado hasta ahora. Cuando creas que eres más poderoso de lo que piensas, podrás relajarte a sabiendas de que estás exactamente donde tienes que estar ahora mismo.
- Estás haciendo de maravilla lo que estás haciendo, así que date un respiro.
- Confía en que la vida te cubre las espaldas y tiene una visión más amplia de ti, una visión en la que llegas a ser todo lo que viniste aquí a ser. Una en la que fluyes como el agua, brillas como el sol, das forma a las distintas estaciones y estás alineado con las fuerzas más potentes que te rodean.
- Reconoce que al seguir los secretos de este libro aspiras a ser la mejor versión de ti, que permite que el amor, la energía positiva, la paz y la creatividad fluya de tu ser hacia todos los aspectos de tu vida.

YA PUEDES NUTRIRTE

Los cambios en nuestras elecciones nutricionales no tienen que ser drásticos, y de hecho, para que sean sostenibles, lo mejor es ir pasito a pasito. Con el tiempo, puedes transformar tu dieta en algo que realmente te nutra desde tu interior. Espero que a lo largo de este capítulo hayas aprendido a reducir las toxinas al máximo, a aumentar los nutrientes saludables y a proporcionar a tu cuerpo el agua vivificante que no solo aporta a tu yo físico lo que precisa para ser longevo, sino que (especialmente si consideramos el significado simbólico del agua) mejora también el funcionamiento de tu mente y tu espíritu.

LAS 10 MEJORES IDEAS PARA VIVIR POR SIEMPRE JOVEN: NÚTRETE

+ Fíjate como objetivo comer carne solamente dos o tres veces a la semana, o menos si puedes, o incluso dejar de consumirla por completo.
+ Reduce tu ingesta de productos lácteos, o incluso deja de consumirlos por completo.
+ Ingiere un arcoíris de frutas y verduras para asegurarte de obtener una gama completa de nutrientes antioxidantes, que mantienen sanas las células de tu cuerpo.
+ Elige carne, fruta y verdura ecológicas; consume todos los productos ecológicos que puedas permitirte.
+ Evita las dietas para perder peso y opta en su lugar por opciones saludables y por el equilibrio natural; de esta forma lograrás tu peso natural y no tendrás que seguir ninguna moda pasajera.

- Da gracias por los alimentos de los que dispones, en silencio o bendiciendo formalmente los alimentos que ingieres y a quienes los comparten contigo.

- Consume los suplementos y los superalimentos del modo en que fueron pensados (para complementar tu dieta saludable) y asegúrate siempre de que son naturales, de la mejor calidad que puedes permitirte, y con combinaciones naturales.

- Bebe agua todos los días en su forma más fresca y pura; ¡las células de tu cuerpo necesitan más el agua que la comida!

- Aclara tu mente usando el agua como metáfora de algo claro y tranquilo: como una charca apacible de agua.

- Aprende a fluir como el agua en tu vida, sorteando los obstáculos y siguiendo los afluentes de tu vida, encaminándote siempre hacia tu objetivo o propósito.

TE TOCA

Ahora que has leído la mayor parte de este capítulo, ha llegado el momento de que decidas cómo vas a hacer *tuyos* exactamente los secretos de una buena nutrición integrándolos en tu vida diaria. Así que...

- Cierra el libro y piensa en las formas en las que te verías más capaz y te apetecería más empezar a llevar a la práctica las sugerencias de este capítulo, o cualquier otra idea que tengas relacionada con la nutrición.

- Toma después un bolígrafo y una libreta o un pedazo de papel y escribe las tres, cuatro o cinco de estas formas que realmente te apetecería más comprometerte a hacer, y que crees que no sólo te serán realmente útiles, sino que también son factibles y sostenibles. Podrías decidir, por ejemplo, tomar un zumo verde recién exprimido todas las mañanas para empezar el día; tener una botella o jarra de agua en tu escritorio y programar una alarma para beber un vaso cada hora; hacer un bonito viaje semanal a tu mercado agrícola local en lugar de comprar toda tu fruta y verdura en el supermercado local, o documentarte e invertir en suplementos de calidad para asegurarte de que tu cuerpo obtiene todos los nutrientes que necesita.

♦ Si la idea de tres, cuatro o cinco cosas te abruma, empieza con solo una: la mejor forma de avanzar es yendo pasito a pasito, y si sigues con lo que empezaste, pronto ganarás impulso y querrás, y podrás, hacer más.

♦ Si necesitas un poco de ayuda y de ánimo para adentrarte en esta zona de toma de decisiones, prueba la técnica de «Absorto en la música» de la página 24 para ponerte en marcha.

♦ A continuación, léete a ti mismo en voz alta las iniciativas que has incluido en tu lista y comprométete con el modo, el momento y el lugar en que vas a empezar a llevarlas a la práctica (como esta semana, o incluso *hoy* si es posible). Escribe, si quieres, estos detalles prácticos bajo las iniciativas si crees que eso te ayudará a seguirlas…

♦ Usa ahora esta lista como guía personal para mejorar la sección «Nútrete» de tu rueda del equilibrio vital, y recupera la lista cada vez que necesites revisarla o añadirle algo…

¿DÓNDE ESTÁS AHORA? (2.ª PARTE)

Una vez que hayas estado usando la anterior lista de iniciativas durante un mes aproximadamente, habrá llegado el momento de evaluar cómo van las cosas. ¿Recuerdas la lista de frases que puntuaste al comienzo de este capítulo? Pues bien, léelas y puntúalas de nuevo. (Las he relacionado a continuación para que no tengas que buscarlas.)

Por favor, puntúa en una escala del 1 al 10 las siguientes cuestiones relacionadas con la nutrición, siendo 1 «nada cierto en mi caso» y 10 «totalmente cierto en mi caso».

- Soy consciente de mi dieta y trato de comer de modo saludable todos los días.
- Me apetece preparar y hacer todas mis comidas principales yo mismo.
- Ingiero alimentos que mantienen todo el día mis niveles de energía en lugar de depender de la cafeína o el azúcar.
- Tomo suplementos naturales y superalimentos solo para asegurarme de llenar cualquier vacío en mi dieta saludable.
- Me aseguro de beber como mínimo dos litros de agua alcalina de calidad al día, más cuando hago ejercicio.

Tu objetivo es lograr una puntuación igual o superior a 40: una cifra superior al 80% que demuestra que dominas este secreto y que lo estás usando realmente para ayudarte a vivir por siempre joven. Pero sigue esforzándote, y haz todo lo que puedas para evitar caer en la autocomplacencia y recuperar malos hábitos.

Si estas poniendo en práctica las mejores ideas y llevando a cabo las iniciativas/técnicas que incluiste en tu lista, espero que tu puntuación haya mejorado desde la primera vez que la hiciste.

Si no has llegado del todo donde quieres, vuelve al apartado «Te toca» para revisar tus iniciativas clave y asegurarte de que te siguen pareciendo relevantes (en la página 24 encontrarás más consejos sobre cómo revisar y reevaluar tus objetivos).

Cuando hayas estado practicando tus nuevas técnicas de la sección «Nútrete» durante cierto tiempo, no olvides revisar en algún momento tu rueda del equilibrio vital (p. 25) para hacer un seguimiento de tus progresos sobre cómo te sientes con respecto a este ámbito de tu vida. Esto te ayudará a reconocer tus logros y a seguir haciendo nuevos progresos. ¡Cuanto más sombreado está cada gajo, mayores son los pasos que estás dando en el camino hacia vivir por siempre joven!

SECRETO 4: DESCANSA

Permíteme que te haga una pregunta: ¿conduces? Y si conduces, ¿tienes coche propio? En caso afirmativo, ¿cuidas de él, llenas el depósito, pones regularmente agua en el radiador, le cambias el aceite a menudo, lo llevas al taller para que lo revisen? Claro que sí, porque tu coche tiene que estar en buen estado.

Piensa ahora en tu propio vehículo, tu cuerpo. ¿Cuándo fue la última vez que le prestaste algo de cariño y atención? ¿Y qué me dices de tu mente? Ningún coche puede funcionar bien sin mantenimiento. Puede que siga circulando, pero no igual de bien que si lo trataras con algo de cariño de vez en cuando. Lo mismo puede decirse de tu cuerpo y tu mente.

Lo bueno es que no recibes ninguna factura por el mantenimiento de tu cuerpo. Descanso, recuperación y un poco de mimos caseros son todo lo que necesita para sentirse rejuvenecido, siempre y cuando lo hagas regularmente. Como cualquier máquina maravillosa, tu cuerpo necesita poder descansar para funcionar óptimamente hasta bien entrada la vejez. No conducirías continuamente un coche y esperarías que durara más de 100 años. No esperes eso, pues, de tu cuerpo y tu mente.

Nuestra forma natural de descansar es a través del sueño, pero ¿es el sueño lo único que necesitamos para vivir por siempre jóvenes? ¿Y qué efectos envejecedores tienen en tu cuerpo la falta de descanso y la falta de sueño? En este capítulo veremos la importancia del descanso y del sueño y cómo asegurarnos de conseguir la cantidad suficiente de ambos para proteger nuestro cuerpo y nuestra mente hasta bien entrada la vejez.

Pero, antes de empezar, veamos dónde estás ahora mismo.

¿DÓNDE ESTÁS AHORA? (1.ª PARTE)

Por favor, puntúa en una escala del 1 al 10 las siguientes cuestiones relacionadas con el descanso, siendo 1 «nada cierto en mi caso» y 10 «totalmente cierto en mi caso». Anota tu puntuación. Más adelante, cuando hayas finalizado este capítulo y hayas empezado a poner en práctica sus consejos, plantéate de nuevo estas cuestiones.

- Todos los días me despierto sintiéndome descansado y preparado para el día que me espera.
- Rara vez tengo bajones de energía. Mis niveles de energía se mantienen constantes todo el día.
- Me quedo fácilmente dormido al acostarme y me despierto lleno de energía.
- Me tomo regularmente «un respiro» de mi vida cotidiana, como una hora a la semana, o dos o tres fines de semana al año, para descansar y recuperarme de verdad.
- Uso la meditación, la visualización u otros métodos de relajación todos los días como medio para descansar y apaciguar mi mente.

LA NECESIDAD DE DESCANSAR Y DE DORMIR

El cuerpo no puede funcionar sin descansar, y concretamente, sin dormir. Lo sabemos porque es imposible combatir interminablemente el sueño; al final, el cuerpo se impone y se concilia el sueño. De modo que, aunque todavía hay muchas cosas de la naturaleza del descanso y del sueño que desconciertan a los científicos, hay algo seguro: no podemos prescindir de ellos.

Curiosamente, los científicos han demostrado que el descanso —es decir, una desconexión total, ininterrumpida y sin estimulación con los ojos cerrados— es casi tan reparador como el sueño. Si un día empezaras a caminar sin parar, aunque fuera al menor ritmo posible, al final tus músculos se cansarían tanto que cederían. Tendrías que parar. El descanso, pues, es un tiempo de reparación y renovación, lo mismo que el sueño. Hace la mayoría de cosas que hace el sueño, pero a un nivel ligeramente inferior, mientras estamos despiertos. El sueño, por su parte, es la fórmula del cerebro para una completa recuperación mental y física. Los científicos opinan que el sueño no es solo un tiempo para que el cuerpo se repare y se rejuvenezca, sino también para que la mente consolide el día, procese lo aprendido y forme recuerdos. Pero los científicos del sueño creen además que la meditación (descansar con los ojos cerrados pero permaneciendo despierto) va también muy bien para despejar la mente.

Con la edad, nuestras necesidades de descanso varían. Piensa en un bebé, que duerme la mayor parte del día y de la noche. A los veinte años, nuestra necesidad de dormir desciende drásticamente, y la mayoría de adultos jóvenes necesita solamente entre ocho y diez horas al día. Al llegar a la mediana edad, nuestras necesidades de sueño son relativamente estables, y la mayoría de adultos necesita entre seis y ocho horas al día. En el ocaso de nuestra vida, se producen cambios en nuestro reloj biológico y nuestros niveles hormonales que conllevan que tanto los hombres como las mujeres duerman menos, de modo que a menudo duermen entre cuatro y seis horas al día; aunque, en la vejez, solemos quedarnos dormidos temprano y despertarnos muy temprano. Durante el sueño (o el descanso) el cuerpo dispone de tiempo para repararse y regenerarse. Todos tus sistemas aúnan esfuerzos para mantenerte sano sin la distracción de estar despierto. Si piensas en ello, es totalmente lógico.

Diversos estudios demuestran que obtener la cantidad adecuada de sueño y descanso reparadores todos los días es fundamental para detener algunos de los signos clave del envejecimiento. Por ejemplo, se ha relacionado la falta de sueño con:

- mala salud de la piel y el cabello;
- funcionamiento reducido de la memoria;
- mayor riesgo de cardiopatía,
- mayor riesgo de ciertos cánceres, incluidos los cánceres relacionados con la edad, como el cáncer de mama y el de próstata;
- mayor riesgo de estado anímico bajo y depresión;
- tendencia al aumento de peso y la obesidad;
- mayor riesgo de dolor articular;
- mayor riesgo de diabetes tipo 2.

Es importante destacar que necesitamos proporcionar a nuestro cuerpo ese autocuidado que se deriva de mejorar la calidad del sueño y de obtener la cantidad adecuada de descanso. Cuando dormimos, el cuerpo descansa y se recupera. Es así de simple. Cuando no descansamos lo suficiente, corremos el riesgo de agotarnos, hundirnos (física, mental y emocionalmente) y envejecer más rápido. ¿Cómo mejoramos, pues, nuestro sueño y nuestro descanso?

EL PROCESO DEL SUEÑO

Antes de comentar cómo mejorar la calidad de tu sueño, quiero dedicar algo de tiempo a explicar la naturaleza del proceso del sueño y el descanso en términos fisiológicos para que veas cómo está todo interconectado.

El principal regulador del sueño es tu ritmo circadiano, es decir, el reloj biológico innato de 24 horas que indica a tu cuerpo qué hora del día o de la noche es. Todas tus células viven siguiendo este ritmo, desde las células de tu sistema reproductor hasta las células de tu cerebro. La clave del ritmo en lo que a tu sueño se refiere es la presencia (o no) de luz, que provoca fluctuaciones hormonales en tu cuerpo que te hacen tener sueño o te desvelan.

La hormona más importante de tu ritmo del sueño es la melatonina. La melatonina, secretada por la glándula pineal en tu cerebro, no provoca el sueño en sí mismo, pero actúa como mensajera para indicar a tu cerebro cuándo oscurece, lo que desencadena la cascada de somnolencia. Los niveles de melatonina van aumentando a un ritmo constante a lo largo de la noche hasta alcanzar su punto máximo hacia las 3 o 4 de la madrugada, cuando empiezan a descender de nuevo con el amanecer.

Una vez que estamos dormidos, el sueño en sí se caracteriza por el «ciclo del sueño». En los adultos sanos, existe un ciclo de unos 90 minutos que consta de dos tipos principales de sueño (en el que se sueña y en el que no se sueña), conocidos como sueño REM y N-REM respectivamente, y el sueño N-REM se subdivide en tres períodos o «fases» más (N1, N2 y N3), correspondientes al sueño superficial, al ligero y al profundo. El ciclo completo de sueño REM y N-REM se repite cuatro o cinco veces cada noche para alcanzar las ocho horas.

Curiosamente, y de forma significativa para tu salud y bienestar, las fases no duran lo mismo en todos los ciclos. Así, al principio de la noche, cuando estás más cansado, te pasas la mayor parte del tiempo en N3 (sueño realmente profundo, de la clase que hace que te cueste mucho despertarte) y la menor parte en N2 (sueño ligero) y en sueño REM (en el que se sueña). El último ciclo de 90 minutos suele constar de la menor parte de sueño N3 y de la mayor parte de sueño N1 y REM de la noche.

Es durante el sueño N3 cuando tu cuerpo hace la mayoría del trabajo: reconstruye y repara los músculos, combate las infecciones y consolida todo el esfuerzo mental que has hecho durante el día. Tu cuerpo es tan inteligente que si hay períodos en los que duermes demasiado poco, cuando tienes la oportunidad de conciliar el sueño, en lugar de dormir más tiempo en total, simplemente te pasarás más tiempo en sueño N3 a lo largo de la noche que si hubieras dormido bien los días anteriores. Dicho de otro modo, es un mito pensar que necesitas dormir más horas si has estado algo falto de sueño; es la calidad del sueño, no la cantidad, lo que enderezará la situación.

EL PROPÓSITO DEL SUEÑO

Los científicos siguen sin saber del todo bien el propósito exacto del sueño. Pero lo que sí sabemos es que existen determinados procesos fisiológicos que funcionan más eficientemente cuando dormimos que cuando estamos despiertos. Y no solo eso; el sentido común nos indica que, como tenemos que dormir (recuerda que es imposible estar despierto indefinidamente), sea cual sea el objeto del sueño, ¡es importante!

A continuación encontrarás algunos de los beneficios que nos proporciona una cantidad suficiente de buen sueño:

◆ El sueño favorece la **reparación, el crecimiento y la sanación de las células**: los estudios demuestran que, durante el sueño, el cuerpo fortalece mejor los huesos y repara mejor los daños musculares. Y no solo eso, también contribuye a reparar y a restituir las células de la piel. Si quieres vivir por siempre joven, necesitas huesos, órganos y músculos sanos que te permitan moverte bien y una buena flexibilidad, y una piel de aspecto juvenil. Los estudios demuestran que las capas superiores de nuestra piel son más capaces de repararse de los daños en la piel y la deshidratación si obtenemos buenas cantidades de sueño reparador todas las noches. Y no olvides que la aparición de ojeras y bolsas bajo los ojos se debe a que los vasos sanguíneos de la piel fina se dilatan y liberan líquido que te confiere ese aspecto envejecido e hinchado.

◆ El sueño permite que las **células del cerebro restituyan sus reservas de energía**, lo que contribuye a garantizar que las células del cerebro dispongan de energía suficiente para funcionar todo el día. También asegura que los recuerdos se consoliden totalmente y contribuye a aliviar el estrés y, por lo tanto, a mejorar el funcionamiento mental. Así, descansar correctamente contribuye a mantener joven tu cerebro. La otra cara de la moneda es cuando has dormido mal por la noche y te despiertas con la cabeza nublada y la incapacidad para concentrarte bien, y tardas más en hacer las cosas.

◆ El sueño aumenta los niveles de la **hormona del crecimiento humano** (HGH). Esta es seguramente una de las razones por las que los bebés duermen tanto (después de todo, ¡tienen que crecer mucho!) En los adultos, significa que el cuerpo tiene la oportunidad de reparar y restituir células en los órganos vitales, además de los músculos, la piel y el cabello.

◆ El sueño **protege tu corazón**. Las investigaciones demuestran que quienes carecen de cantidades suficientes de sueño presentan niveles más elevados de la hormona del estrés circulando por su cuerpo, lo que añade tensión a su corazón. Peor aún; según algunos estudios, al afectar al sistema inmunitario del cuerpo, la falta de sueño o el sueño de mala calidad acelera el endurecimiento de las arterias asociado con la vejez, lo que significa que el corazón tiene que bombear con más fuerza para enviar la sangre por todo el cuerpo. Mantener tu corazón latiendo con fuerza y lleno de amor son elementos fundamentales para conservar la salud y la vitalidad o, dicho de otro modo, para vivir por siempre joven.

◆ El sueño **permite a tu sistema inmunitario** hacer su trabajo combatiendo infecciones. La producción tanto de linfocitos T colaboradores como de linfocitos T citotóxicos, que son esenciales en la lucha contra las enfermedades de tu cuerpo, parece aumentar durante el sueño. Si no duermes lo suficiente, las bacterias y los virus tienen más probabilidades de afianzarse. Además, las primeras investigaciones sugieren que es un 30% más probable que quienes trabajan por turnos (de modo que ven alterados sus patrones del sueño y suelen tener un déficit de sueño) desarrollen determinados cánceres, incluido el cáncer de mama en las mujeres y el cáncer de próstata en los hombres. La teoría es que la interrupción del reloj biológico favorece la mutación celular a un ritmo más rápido que en quienes no trabajan por turnos, y la mutación celular da lugar al crecimiento más rápido de tumores. Sin embargo, si eres una de esas personas que duermen pocas horas, no te preocupes. Una forma en la que puedes mejorar los beneficios de tu sueño es estableciendo claramente tu intención antes de quedarte dormido. Imagínate despertándote suficientemente renovado, repuesto y recuperado para las necesidades del día siguiente. Imagínate con la energía y el vigor suficientes para abordar los retos del día. ¡Al programar tu mente de este modo, recuperas el control para poder conseguirlo!

◆ El sueño **mejora la memoria muscular**; es decir, la capacidad de tu cuerpo de recordar la secuencia de movimientos que tienes que hacer para lograr una actividad física concreta. Desde el punto de vista de vivir por siempre joven, esto significa que durante el sueño tu cuerpo consolida los recuerdos de los movimientos musculares que te confieren flexibilidad. ¿Quieres ser atlético a una edad avanzada? ¡Duerme bien!

La otra cara de la moneda…

◆ La falta de sueño **dificulta tu coordinación,** tu juicio y tu tiempo de reacción de modo drástico. Seguramente ya habrás oído decir que conducir falto de sueño es como conducir borracho. Un estudio sugiere que sentarse al volante tras estar 18 horas despierto sin descansar es como conducir con un nivel de alcohol de 0,05 en sangre, cuando el 0,08 es considerado «embriaguez».

◆ La falta de sueño nos hace estar más malhumorados y sensibles. ¿Has estado alguna vez abatido tras dormir mal un tiempo? ¿Has estado alguna vez **cansado y sensible**, y has dicho «Es solo que estoy cansado»? ¡Naturalmente! Es porque no te has repuesto con el sueño adecuado. Si recargas el móvil y, debido a un apagón por la noche, solo se carga un 50%, solo podrás usar tu móvil eficazmente la mitad del tiempo. Pues eso es lo mismo que ocurre con tu mente y tu cuerpo. (Un rápido remedio para ello es tomarte unos minutos de respiro durante el día para practicar un breve ejercicio de mindfulness. Estos ejercicios suelen tener un excelente efecto reconstituyente para recuperar la velocidad cuando estás cansado; consulta la página 137.)

♦ La falta de sueño **reduce la capacidad del cuerpo de reaccionar a los niveles de insulina** en la sangre. La insulina es la hormona que indica a tu cuerpo cuándo debe liberar azúcar a tu torrente sanguíneo para obtener energía. Si ese mecanismo de comunicación se interrumpe, el cuerpo almacena el azúcar en forma de grasa en lugar de usarlo. Eso te hace sentir más cansado, lo que suele incitarte a ingerir un tentempié azucarado. Además, el sueño nos ayuda a mantener un peso saludable. Ello obedece a que modera y equilibra los niveles de leptina y grelina, las hormonas responsables, respectivamente, de suprimir el apetito cuando estamos llenos y de estimular el apetito cuando tenemos hambre.

♦ La falta de sueño afecta a tus niveles de testosterona. Si eres hombre y deseas una **libido** digna de tu yo joven, es probable que valga la pena que sepas que, según un estudio publicado en 2011, la falta de sueño envejece 15 años tu producción de testosterona. De hecho, también afecta a los niveles de testosterona en las mujeres, por lo que, cuando tengas más bien ganas de decir «Esta noche, no, cariño, no puedo con mi alma», hazlo, porque ¡nada mejorará en el dormitorio si no duermes lo suficiente para empezar!

PARA DORMIR BIEN

Hay muchas razones por las que es posible que no obtengamos todo el sueño que precisamos para que nuestro cuerpo funcione óptimamente: el estrés, los hábitos laborales, una estimulación excesiva, comer demasiado tarde y muchos otros motivos pueden conllevar que, aunque nos acostemos a una buena hora, nuestro sueño no sea reparador o reconstituyente y tenga el efecto contrario a vivir por siempre joven. ¿Qué puedes hacer, pues? Estos son mis mejores consejos:

- Deja de hacer trabajo mentalmente exigente como mínimo 60 minutos antes de acostarte; da tiempo a tu cerebro a relajarse antes de intentar dormir. Lo ideal, si puedes, es interrumpir cualquier estímulo, incluida la televisión.
- Procura que tu comida principal sea el almuerzo en lugar de hacerla por la noche. Intenta comer como mínimo más de cuatro horas antes de acostarte. De este modo, tu cuerpo se va a dormir con los alimentos ya digeridos, y tu energía puede dedicarse al sueño y a la reparación en lugar de a descomponer tu última comida.
- Evita ingerir cafeína y alcohol antes de acostarte. Procura tomar tu última bebida con cafeína a mediodía (tu cuerpo puede tardar seis horas en eliminar la cafeína de tu organismo). Y no existe ninguna bebida alcohólica que vaya bien para dormir. El alcohol estimula tu sistema, por lo que, aunque pueda parecer que te da sueño al principio de la noche, si bebes tarde y/o antes de acostarte, es más probable que te despiertes por la noche o que duermas muy mal.
- Limita el rato que pasas ante la pantalla por la noche, y no me refiero solo a la tele (como ya he mencionado), sino también al ordenador, el móvil y la tableta. La mayoría de dispositivos portátiles emiten luz, lo que significa que una luz brillante, a menudo azul, te llega a los nervios ópticos, lo que impide la producción de melatonina (la hormona que indica a tu cuerpo que ha llegado la hora de dormir).

- Desarrolla una rutina para acostarte para que tu mente esté en disposición de dormir. Podrías empezar elaborando una lista de cosas que has logrado ese día y una lista de cosas que tienes que lograr el día siguiente (celebrar tus éxitos y organizar tus siguientes pasos). Podrías probar entonces dedicar 10 minutos a una meditación o visualización tranquilas (como la de la página 137), seguidos de un ritual depurativo (tal vez lavarte las manos y la cara, y cepillarte los dientes), antes de acostarte. Si haces las mismas cosas en el mismo orden todas las noches, prepararás tu cuerpo y tu mente para irte a dormir. Cabe destacar que si deseas tomar un baño o darte una ducha por la noche, deberías hacerlo como mínimo 90 minutos antes de la hora en que vayas a acostarte, ya que tu cuerpo necesita refrescarse para conciliar el sueño. Un baño o una ducha son buena idea, pero solo si le das tiempo para perder el calor, por lo que una ducha fresca o fría es excelente si te sientes con ánimo.

- Procura acostarte más o menos a la misma hora todos los días y levantarte más o menos a la misma hora todas las mañanas, incluso los fines de semana o los días que tengas fiesta. A tu reloj biológico le gusta la previsibilidad. Aunque te vayas a dormir tarde una noche porque hayas ido de fiesta, por ejemplo, procura levantarte a la hora habitual la mañana siguiente. Tu cuerpo compensará el déficit de sueño con un aumento del sueño profundo más que con horas de sueño.

- Recuerda que tu reloj biológico se rige por los cambios de luz, así que reduce la luz antes de acostarte y adopta medidas para que tu dormitorio esté muy oscuro. Usa persianas o cortinas tupidas para tapar la luz de la calle.

- Mantén fresco tu dormitorio: dormimos mejor cuando estamos frescos que cuando estamos acalorados (y, de hecho, un descenso rápido de la temperatura interna del cuerpo es una de las formas que tiene tu cerebro de saber que ha llegado la hora de dormir). Haz la cama con capas de sábanas y mantas, de modo que puedas quitar o añadir capas si tienes demasiado calor o frío durante la noche. Trata de usar ropa de cama de algodón y prendas para dormir de algodón. El algodón absorbe el sudor y mantiene así tu cuerpo a la temperatura perfecta para dormir.

EL PODER DE TUS SUEÑOS

Una de las características únicas del sueño es la capacidad de soñar. No soñamos cuando estamos despiertos. ¿Para qué son, pues, los sueños? Hay quien cree que los sueños son el modo que tiene la mente de procesar los acontecimientos del día en forma de manifestaciones excepcionales y maravillosas de nuestra vida real. También hay quien opina que sirven para consolidar o gestionar hechos de nuestro pasado. Lo cierto es que no lo sabemos con certeza. En realidad, lo único que sabemos de los sueños es que todos los tenemos. Cuando te despiertas pensando que no has soñado es probable que no sea verdad, simplemente te despertaste pasado un rato desde tu último período de sueño en el que se sueña. Cuando te despiertas recordando el sueño, seguramente acababas de tenerlo, o lo estabas teniendo al despertarte.

Un modo de empezar a comprobar si tus sueños siguen una pauta y de valorar lo que intentan enseñarte (si intentan enseñarte algo) es llevar un diario de sueños. Ten una libreta junto a la cama, y cuando te despiertes, anota todo lo que recuerdes sobre tus sueños de la noche lo más detalladamente posible. Después de un mes anotando así tus sueños, revísalos y plantéate si puedes detectar alguna pauta en ellos: hechos o personas, estados de ánimo o sentimientos recurrentes. ¿Podrían ser una ventana a tu espíritu?

EL VALOR DEL DESCANSO

Muy bien, el sueño es todo eso, pero ¿es lo mismo que el descanso? Y, en caso contrario, ¿cómo obtenemos también algo de descanso? A mí me gusta pensar en el descanso como en la liberación total del parloteo mental y las distracciones externas para apaciguar y tranquilizar la mente. Es importante para vivir por siempre joven, porque no solo da a tu cuerpo algo de tiempo para regenerarse y reagruparse, sino que también da a tu mente tiempo para consolidar y recentrarse. Se ha demostrado una y otra vez que el tiempo de descanso de buena calidad mejora el estado de ánimo y la función cognitiva, y reduce el estrés y la ansiedad. Imagina que estás tumbado en la playa completamente absorto en el ruido de las olas al romper en la orilla. Nada más, solo ese sonido ocupa tu mente. O, si no te va la playa, imagina que estás tumbado en la hierba y que el sonido de la brisa que mece los árboles o el canto de los pájaros llena tu mente. En mi caso, ser capaz de ocupar mi mente exclusivamente con lo que está pasando aquí y ahora es un verdadero descanso.

Supongo que de lo que estoy realmente hablando es del mindfulness (atención plena), es decir, prestar atención al momento presente con una buena intención y sin que te distraiga nada que no sea tu experiencia del presente. Ni siquiera tienes que estar totalmente quieto para practicar el mindfulness; las meditaciones caminando, el taichí y el yoga son, todos ellos, prácticas en movimiento que favorecen que te concentres totalmente en el hecho concreto y en las sensaciones de lo que estás haciendo en cualquier momento dado, sin distracciones. Y, si tu mente divaga durante cualquier práctica de atención plena, como sin duda hará, no te preocupes: simplemente, haz que vuelva a concentrarse y sigue adelante.

La meditación juega un papel importante a la hora de retrasar el proceso de envejecimiento. En ese estado profundo de reposo, el cuerpo puede liberarse del estrés acumulado.

Thom Knoles – Maharishi de meditación védica

Pruébalo ahora: meditación mindfulness*

Si nunca has practicado el mindfulness, puede que te sea útil empezar con una visualización para acostumbrarte a la idea de vaciar la mente de su parloteo y concentrarte en algo concreto. También puede irte bien visualizar una parte regular de tu rutina del sueño para ayudar a tu mente y a tu cuerpo a sintonizar con la idea de irse a dormir. O puedes usar la visualización, simplemente, para encontrar un espacio interior que te aleje de la realidad y el estrés y te lleve a un lugar de una calma profunda pero estando despierto. La siguiente es una de mis visualizaciones favoritas. Pruébala.

- Encuentra un lugar tranquilo y siéntate o túmbate cómodamente. Ponte de modo que no haya ningún motivo para que cualquier dolor o molestia te distraiga.
- Cierra los ojos y concéntrate en tu respiración. Nota cómo el aire te entra por la nariz y te sale por la boca. Dedica unos instantes a adoptar un ritmo regular.

- Ahora, lleva tu mente desde los dedos de los pies hasta la cabeza y fíjate en cualquier zona de tensión de tu cuerpo. Cuando lo hagas, en lugar de seguir adelante, detente y respira hacia esa zona. Imagina que con el aire que espiras liberas la tensión. No espires con fuerza, hazlo suavemente. Sigue hasta haber liberado los puntos tensos de todo tu cuerpo.

- Cuando te sientas verdaderamente relajado, haz un viaje mental. Imagina que estás descalzo, abriendo una verja que da a un jardín tranquilo. Fíjate en la fragancia de la hierba fresca y las flores, escucha el gorjeo de los pájaros, nota la suavidad de la brisa cálida de verano en tu cara. ¿Qué más hueles, oyes y sientes? Intenta captar realmente la imagen del jardín en todo su esplendor. ¿Qué tiempo hace? ¿Qué notas bajo tus pies? ¿Identificas distintos cantos de pájaros?

- Cuando estés listo, cierra la verja e imagina que accedes a un camino. Visualiza que avanzas paso a paso hacia el sonido de un torrente de agua y que a cada paso, el sonido es más fuerte. Pronto puedes ver una hermosa cascada. El agua cae hacia una charca clara y profunda.

- Imagina que vas hasta la orilla de la charca. Sumerges los dedos de un pie en el agua. ¿Qué notas? Intenta pensar algo aparte de la temperatura. ¿Es una sensación suave o áspera? ¿Sedosa o gélida? ¿Puedes ver el fondo de la charca, o es tan profunda que parece negra?

- Junto a la charca hay un montículo cubierto de musgo que se extiende como una cama mullida de tierra. Te tumbas en el montículo.

- ¿Qué sientes? Imagina su suavidad, su esponjosidad, que te sostiene y te envuelve. El ruido del agua cercana es relajante, el aire es fresco. Te sientes totalmente relajado. Quédate en este sitio unos minutos y vuelve despacio a tu realidad presente, renovado y revigorizado, y listo para volver a abordar tu día.

Esta visualización es algo que me ayuda a vaciar por completo mi mente y a sumirme en la tranquilidad. Por supuesto, puede que para ti el sonido del agua sea una distracción o que te resulte demasiado vigorizante. Si es así, no pasa nada; piensa en el lugar que te relaje más y conviértelo en el tema de tu visualización. Si puedes sumergirte en tu imagen mental, sin que ningún pensamiento exterior o sensación estresante te distraiga, puedes desconectar adecuadamente de la vida real y conceder a tu cuerpo y tu mente espacio y tiempo para recargar las pilas.

. . . .

Un cambio va tan bien como un descanso

Un estudio que la American Psychological Association dio a conocer en 2015 concluyó que las vacaciones son un modo espléndido de gestionar el estrés porque nos alejan de nuestra rutina habitual, la misma que, de la forma que sea, provoca el estrés. De modo que, aunque podríamos hablar del descanso como de un momento de escape diario, de tiempo de meditación, de visualización o de simple tranquilidad, también es la capacidad de dejar atrás la vida diaria y descubrir nuevos lugares, nuevas experiencias e incluso nuevas personas, y de ser la versión mejor y más natural de ti mismo sin todo lo que acompaña la vida habitual. Por supuesto, no necesitas forzosamente unas largas vacaciones. Pasar una tarde en un museo, explorar un sendero natural, construir castillos de arena en una playa local, ir a un concierto de nuestra música favorita…, todas estas cosas nos alejan de la monotonía de nuestra vida diaria. Piensa en cómo reaccionan los niños cuando les dices que van a ir de vacaciones: se ilusionan y se animan, como espero que hagamos también nosotros como adultos. Las vacaciones nos conectan con nuestro inocente punto de vista infantil del mundo al que vamos a vivir una aventura. Nos mantienen jóvenes y juguetones, y llenos de asombro.

Liberar la ansiedad largo tiempo acumulada

Todos acumulamos tristezas o decepciones en nuestra vida, es inevitable. Aunque hayamos desarrollado una actitud positiva, que nos permite ver la luz más allá de una tristeza profunda, a menudo tenemos cicatrices internas que, tanto si nos damos cuenta como si no, afectan a nuestro presente. En mis retiros, uso técnicas de relajación profunda para animar a mis clientes a liberar la ansiedad o el dolor largo tiempo acumulados y a reinventarse para verse y sentirse más jóvenes y con muchas más ganas de vivir. Es asombroso, puede verse cómo se van quitando años de encima a medida que toda esa tristeza se libera. La relajación es poderosa, pero la clave es *liberarse* de todo lo que no sirve.

Un ejemplo sencillo: imagina cómo se pone un niño cuando quiere helado y tú, de entrada, le dices que no: suele convertirse en un negociador experto o en un incordio enorme. Ese helado es verdaderamente importante para él y se aferra a la idea de tenerlo. Si le dices entonces que puede tenerlo, parece que todos sus problemas desaparecen al instante. Se libera de ese problema, su mundo cambia y se siente mejor. Eso es lo que quiero para ti. Es vital liberarse de aquello a lo que te aferras y que no te sirve para avanzar en tu proceso para vivir por siempre joven.

Es una historia real...

La relajación profunda es uno de los elementos clave de mis retiros. Y tiene efectos espectaculares. Una mujer llegó al retiro tras pasarse alrededor de 40 años con el corazón roto. Una ruptura que había sufrido en el pasado la había afectado tanto que había construido un mecanismo de protección alrededor de su corazón, lo que lo mantuvo roto e incapaz de volver a vivir un amor de verdad. Paso a paso, la guie por un proceso de relajación profunda que le permitió hacer aflorar a la superficie su corazón roto y liberarlo. Con esa inmensa liberación, su rostro cambió de inmediato; cuando salió de la relajación, parecía literalmente diez años más joven y tenía un vigor y una energía renovados. Cuando llegó al retiro, tenía previsto poner fin a su relación actual al volver a casa. Pero sus energías renovadas y su liberación como consecuencia de la relajación profunda le permitieron confiar, creer y conectar con su pareja, y hoy en día viven felices juntos.

Encuentra tu mejor descanso

Si al estar exhausto y no poder más piensas en un tentador baño caliente lleno de pétalos de rosas o en una habitación llena de cojines a la luz de las velas con música suave de fondo, eso es lo que tienes que hacer siempre que puedas. A mí lo que me va bien es un rato de meditación. Sea cual sea tu idea de un buen descanso, procura organizar tu vida para poder tomarte un respiro como mínimo una vez al día. Intenta descansar tu mente además de tu cuerpo. Sin duda notarás los beneficios, lo mismo que quienes te rodean. No me cansaré de repetir que desconectar tan solo un ratito de lo cotidiano te llenará de energía y reducirá tu estrés, y ambas cosas son factores clave para vivir por siempre joven.

ENCONTRAR TIEMPO PARA EL DESCANSO

Sí, ya lo sé. Estás ocupado y no puedes dedicar tiempo a «descansar» además de trabajar, hacer ejercicio, cocinar, limpiar, cuidar de tu familia, ver a tus amigos, relacionarte con tus compañeros de trabajo y dormir. Lo pillo.

Pero ¿y si te dijera que reservar apenas 15 minutos al día para el descanso, es decir, para ti, sumaría un total de 105 minutos de tiempo adicional concedido a tu cuerpo y tu mente para recargarse a lo largo de la semana? Calcula lo que eso sería al mes y al año. Te aseguro que es mucho. Y tampoco es que 15 minutos sean demasiado. Me apuesto lo que quieras a que te pasas por lo menos 15 minutos al día conectado a las redes sociales o viendo algo bastante malo por televisión. Me apuesto lo que quieras a que, si orientaras tu vida a hacerla lo más eficiente posible, encontrarías mucho más que 15 minutos al día para el descanso y la relajación. Aun así, no nos precipitemos. Empieza por poco: encuentra 5 minutos al día la primera semana, llega a los 10 minutos la segunda y a los 15 la tercera. Una vez hayas sacado esos 15 minutos, mantente ahí. Y mantente constante. Con un par de semanas de práctica se convertirá en una rutina. Protégela, porque se trata de un tiempo valioso, vital incluso, para vivir por siempre joven, y lo necesitas tanto como el aire que respiras y la comida que ingieres.

A continuación encontrarás algunas ideas para sacar esos 15 minutos adicionales al día:

◆ Dedica una semana a adquirir conciencia del tiempo que te pasas haciendo tus tareas y actividades diarias, anotándolo, por ejemplo, en una libreta. Pronto podrás identificar espacios en tu día en los que podrías dedicarte 15 minutos a ti mismo.

- Levántate 15 minutos antes, a poder ser antes de que lo haga nadie más en casa, para que este rato sea especial, exclusivo y totalmente tuyo.
- Pasa de una tarea cada día. La colada puede esperar, lo mismo que fregar el suelo o quitar el polvo de las ventanas. Purificarte es más importante que limpiar tu casa. Posponer una tarea cada día no significa que las tareas no se hagan; es probable que descubras que, al haberte recargado con un tiempo dedicado al «descanso», eres más productivo a lo largo de la semana.
- Apaga el móvil o la tele a una hora concreta por la noche y aprovecha esa oportunidad para practicar una breve visualización o tal vez un estiramiento o movimiento relajante de yoga. Hasta podrías utilizar las posturas de yoga descritas en el capítulo «Muévete» (página 69) para este propósito.

YA PUEDES DESCANSAR

Bueno, si al principio de este capítulo te preguntabas por qué descansar es un secreto (después de todo, todos dormimos), ahora ya sabes que, de hecho, no son el sueño y el descanso en sí mismos lo que desconocemos, sino los poderosos efectos que tienen sobre nuestra salud y bienestar, tanto física como mental y emocionalmente. Además, habrás aprendido a acceder a más de tu poder interior mediante un descanso y un sueño más efectivos, lo que te permite estar totalmente recargado. Muy a menudo, nuestro mundo moderno nos aboca a la actividad; tenemos que ser mejores, más rápidos, más brillantes, más expertos. Pero ¿y si ser mejor fuera, simplemente, estar tranquilo? Para mí, una calma apacible es el secreto que hace que todo lo demás sea factible. Calmar tu mente con un buen descanso y sueño te permite ver con mayor claridad, pensar con mayor claridad, liberar el estrés y sentir las sensaciones buenas (energía, positividad, vigor) que las personas que viven siempre jóvenes experimentan todos los días.

LAS 10 MEJORES IDEAS PARA VIVIR POR SIEMPRE JOVEN: DESCANSA

◆ Encuentra 15 minutos al día para concentrarte en el descanso y la relajación. Si es necesario, empieza con solo 5 minutos diarios y ve aumentándolos hasta sacar 15 minutos enteros de tu día. Una vez que los hayas encontrado, protégelos.

◆ Desarrolla una rutina para acostarte y sigue todas las noches la misma pauta de actividad la hora antes de acostarte.

◆ Intenta acostarte a la misma hora todos los días y levantarte a la misma todas las mañanas, incluso los días no laborables.

◆ Confía en que tu cuerpo compensará cualquier déficit de sueño si le das la oportunidad; pasarás más tiempo en sueño profundo que en las fases de sueño más ligero, así que no te asustes si trasnochas mucho un día.

◆ Antes de acostarte, anota en una libreta los problemas del día y haz una lista de las cosas que tienes que hacer al día siguiente. Deja la libreta junto a la cama a sabiendas de que seguirán allí por la mañana cuando te despiertes, y que no tienen que preocuparte mientras duermes.

◆ Asegúrate de efectuar regularmente un cambio de escenario. Si no estás de vacaciones, tómate una tarde para escapar a un paisaje que te resulte inusual, o pásala en un museo o en una galería.

◆ Tu mente descansa mejor si está totalmente en el presente y no preocupándose por el pasado o el futuro. Procura vivir conscientemente cada día, implicándote en el momento presente y prestándole toda tu atención.

◆ Come y bebe de modo que favorezca tu sueño: evita el alcohol y la cafeína a última hora de la noche, y procura cenar más de cuatro horas antes de acostarte.

◆ Mantén tu dormitorio fresco y oscuro para contar con las mejores condiciones para conciliar el sueño.

◆ Lleva un diario de sueños. Esta ventana a tu alma, a las cosas que tienes en la cabeza, te permitirá comprender mejor qué podría preocuparte, y qué necesitas abordar para optimizar tu bienestar y vivir por siempre joven.

TE TOCA

Ahora que has leído la mayor parte de este capítulo, ha llegado el momento de que decidas cómo vas a hacer *tuyos* exactamente los secretos de un buen descanso integrándolos en tu vida diaria. Así que…

◆ Cierra el libro y piensa en las formas en las que te verías más capaz y te apetecería más empezar a llevar a la práctica las sugerencias de este capítulo, o cualquier otra idea que tengas relacionada con el descanso.

◆ Toma después un bolígrafo y una libreta o un pedazo de papel y escribe las tres, cuatro o cinco de estas formas que realmente te apetecería más comprometerte a hacer, y que crees que no solo te serán realmente útiles, sino que también son factibles y sostenibles. Podrías decidir, por ejemplo, fijar algún momento del día para dedicar unos 15 minutos a meditar o a echar una siesta reparadora, o podrías comprometerte a visualizar al acostarte todas las noches que la mañana siguiente te despiertas lleno de energía.

- Si la idea de tres, cuatro o cinco cosas te abruma, empieza con solo una: la mejor forma de avanzar es yendo pasito a pasito, y si sigues con lo que empezaste, pronto ganarás impulso y querrás, y podrás, hacer más.
- Si necesitas un poco de ayuda y de ánimo para adentrarte en esta zona de toma de decisiones, prueba la técnica de «Absorto en la música» de la página 24 para ponerte en marcha.
- A continuación léete a ti mismo en voz alta las iniciativas que has incluido en tu lista, y comprométete interiormente con el modo, el momento y el lugar en que vas a empezar a llevarlas a la práctica (como esta semana, o incluso *hoy* si es posible). Escribe, si quieres, estos detalles prácticos bajo las iniciativas si crees que eso te ayudará a seguirlas…
- Usa ahora esta lista como guía personal para mejorar la sección «Descansa» de tu rueda del equilibrio vital, y recupera la lista cada vez que necesites revisarla o añadirle algo…

¿DÓNDE ESTÁS AHORA? (2.ª PARTE)

Una vez que hayas estado usando la anterior lista de iniciativas durante un mes aproximadamente, habrá llegado el momento de evaluar cómo van las cosas. ¿Recuerdas la lista de frases que puntuaste al comienzo de este capítulo? Pues bien, léelas y puntúalas de nuevo. (Las he relacionado a continuación para que no tengas que buscarlas.)

Por favor, puntúa en una escala del 1 al 10 las siguientes cuestiones relacionadas con el descanso, siendo 1 «nada cierto en mi caso» y 10 «totalmente cierto en mi caso».

◆ Todos los días me despierto sintiéndome descansado y preparado para el día que me espera.
◆ Rara vez tengo bajones de energía. Mis niveles de energía se mantienen constantes todo el día.
◆ Me quedo fácilmente dormido al acostarme y me despierto lleno de energía.
◆ Me tomo regularmente «un respiro» de mi vida cotidiana, como una hora a la semana, o dos o tres fines de semana al año, para descansar y recuperarme de verdad.
◆ Uso la meditación, la visualización u otros métodos de relajación todos los días como medio para descansar y apaciguar mi mente.

Tu objetivo es lograr una puntuación igual o superior a 40: una cifra superior al 80% que demuestra que dominas este secreto y que lo estás usando realmente para ayudarte a vivir por siempre joven. Pero sigue esforzándote, y haz todo lo que puedas para evitar caer en la autocomplacencia y recuperar malos hábitos.

Si estás poniendo en práctica las mejores ideas y llevando a cabo las iniciativas/técnicas que incluiste en tu lista, espero que tu puntuación haya mejorado desde la primera vez que la hiciste.

Si no has llegado del todo donde quieres, vuelve al apartado «Te toca» para revisar tus iniciativas clave y asegurarte de que te siguen pareciendo relevantes (en la página 24 encontrarás más consejos sobre cómo revisar y reevaluar tus objetivos).

Cuando hayas estado practicando tus nuevas técnicas de la sección «Descansa» durante cierto tiempo, no olvides revisar en algún momento tu rueda del equilibrio vital (página 25) para hacer un seguimiento de tus progresos sobre cómo te sientes con respecto a este ámbito de tu vida. Esto te ayudará a reconocer tus logros y a seguir haciendo nuevos progresos. ¡Cuanto más sombreado está cada gajo, mayores son los pasos que estás dando en el camino hacia vivir por siempre joven!

SECRETO 5: AMA

El amor, en toda su belleza, posee el poder de unir y dividir, de generar seguridad y desesperación, de recordarnos la importancia de la conexión humana y el dolor del aislamiento. Nosotros enviamos amor al mundo y lo atraemos hacia nosotros, pero el tipo de amor más importante, más vital e influyente es el amor que sentimos por nosotros mismos. Se dice que el amor lo puede todo.

El verdadero amor es el amor que no juzga; es amable, compasivo, envolvente y sincero. Cuando puedas ser todas estas cosas contigo mismo, además de con quienes te rodean, habrás descubierto el quinto secreto para vivir por siempre joven. El amor es la esencia de quienes somos, el amor es lo que lo cambia todo, es donde radica el poder, donde radica la verdad, y vivir en este lugar es volverse inquebrantable.

Cuando nuestras relaciones con los demás y con nosotros mismos son enriquecedoras y satisfactorias, nuestra vida se nutre de una sensación de calma. Piensa en todos los sentimientos destructivos de un amor deteriorado: celos, orgullo, duda, rabia, amargura. ¿Cómo te hace sentir decir simplemente estas palabras? Si eres como yo, te ponen tenso, hacen que esboces una mueca y que se te tensen el tórax y los hombros. Di ahora algunas de las palabras que relacionamos con el amor: perdón, ilusión, alegría, generosidad, amabilidad. A mí, simplemente pensar en estas palabras me hace pisar fuerte, liberar la tensión de mi semblante y sonreír. Mi respiración es más calmada, y mi actitud, más positiva. Y todas estas cosas son fundamentales para vivir por siempre joven.

En este capítulo veremos el amor en todas sus formas y exploraremos, en concreto, sus relaciones con el perdón. Pero, antes de empezar, veamos dónde estás ahora mismo en lo que al amor se refiere.

¿DÓNDE ESTÁS AHORA? (1.ª PARTE)

Por favor, puntúa en una escala del 1 al 10 las siguientes cuestiones relacionadas con el amor, siendo 1 «nada cierto en mi caso» y 10 «totalmente cierto en mi caso». Anota tu puntuación. Más adelante, cuando hayas finalizado este capítulo y hayas empezado a poner en práctica sus consejos, plantéate de nuevo estas cuestiones.

- Todos los días me esfuerzo conscientemente por crear un entorno lleno de amor.
- Me trato siempre con amabilidad y me perdono fácilmente a mí mismo cuando hago algo mal o cometo errores.
- Perdono fácilmente a los demás cuando me lastiman, y soy capaz de seguir adelante con mi vida y mis relaciones.
- Soy capaz de aceptar todo lo que la vida me ofrece con amor y gratitud.
- Soy comprensivo con las personas que tienen puntos de vista distintos de los míos.

LA NECESIDAD DE AMAR

Cuando hablamos sobre el amor y las relaciones, solemos concentrarnos en nuestra relación con nuestra persona amada: nuestra esposa, nuestro marido o nuestra pareja. Pero ¿qué pasa si esa persona amada somos nosotros mismos? La autoestima, la capacidad de mostrarnos compasión y amabilidad y de perdonarnos a nosotros mismos, es el origen de todo amor, de toda relación. Porque, si no podemos mostrarnos amor a nosotros mismos, ¿cómo podemos esperar saber verdaderamente qué es amar a los demás o invitar su amor a nuestra vida?

La forma en que nos percibimos a nosotros mismos y en que nos relacionamos con los demás influye en toda nuestra experiencia vital, desde la alegría que podemos sentir al levantarnos por la mañana hasta el éxito que tenemos en el trabajo o lo relacionados que estamos socialmente con los demás. Llevamos nuestra experiencia vital no solo en el corazón, sino también en el rostro y el cuerpo. Piensa en los sutiles atisbos de emoción que se ven en la cara de las personas como reacción a una palabra amable o dura, o al contar algo que ha ocurrido. Cuando interactuamos con los demás, y con nosotros mismos, nuestra experiencia de esas interacciones deja su marca en nuestro bienestar físico, y mental. Por ejemplo, piensa en un momento en el que alguien tuvo un gesto cariñoso contigo y, al hacerlo, tu corazón se alegró, tus hombros se relajaron y tu cerebro rebosó de orgullo o ilusión. Es como si todas las células de tu cuerpo reaccionaran a los actos y los gestos de los demás.

Existe un fundamento científico para todo esto. La epigenética estudia, científicamente, cómo nuestro entorno, que no solo consiste en el espacio en el que vivimos, sino también en nuestro estilo de vida y nuestras experiencias, deja su huella en las células de nuestro cuerpo. Así, por ejemplo, los alimentos que ingerimos, la cantidad de ejercicio que hacemos, si bebemos alcohol o fumamos, etcétera, todo ello deja su marca en nuestras células a través de minúsculas expresiones génicas: unas marcas en nuestros genes. Estas expresiones se transmiten de una generación a la siguiente, alterando nuestro ADN para nuestros hijos y nietos. Pero no son solo las cosas que rodean nuestro cuerpo o que introducimos en él las que afectan a nuestras células; nuestros niveles de estrés, nuestros niveles de felicidad relativa y nuestra sensación de paz son factores que influyen también en nuestros cambios celulares. Así que si piensas que amarte a ti mismo, ser amado y amar a los demás es solo algo que tiene repercusiones en tus emociones, te equivocas. El amor produce cambios del modo más imperceptible en nuestro cuerpo.

Otra forma de verlo sería pensar en ello en términos de energía vibracional. Cuando estás enojado, por ejemplo, tus células vibran furiosamente, dejando una huella profunda y enojada en tu cuerpo. Por otro lado, cuando sientes amor y positividad, tus células vibran tranquilamente y en armonía, como una sinfonía o una danza hermosa y perfectamente sincronizada. Alimentar esa sincronicidad es una forma de asegurarte de que tus células te ayuden a vivir por siempre joven.

EMPIEZA CONTIGO MISMO

El mejor consejo que puedo darte sobre introducir más amor en tu vida es empezar amándote a ti mismo. La autoestima, que no debe confundirse con el egoísmo o el egocentrismo, no es ninguna muestra de arrogancia, superioridad o narcisismo. Dicho de modo sencillo, es la creencia de que te mereces la clase de amor que te gustaría compartir con los demás. La autoestima es una aceptación y una valoración puras de todas las partes de ti mismo, incluso de las partes que podrías desear ocultar, tanto física como emocional o psicológicamente.

Si te parece poco realista, piensa que es solo el comienzo de tu proceso para invitar más amor a tu vida. Plantéatelo así: ¿cómo vas a aceptar el amor de otra persona si no te crees merecedor de amor? El amor es realmente contagioso. Si amas tu personalidad, tus actos, tus objetivos y tu cuerpo, dirás al mundo que eres algo que merece amarse. Vaya. Eso es mucho amor. En palabras de la difunta actriz estadounidense Lucille Ball: «Ámate primero a ti mismo y todo se pondrá en su lugar».

Cuando pido a la gente que describa qué significa sentir amor, tengo la abrumadora sensación de que en general tenemos tendencia a pensar en el amor como en un sentimiento instintivo, primario, que nos toma por sorpresa, o incluso que nos invade sin que nos demos cuenta. Pero, de hecho, creo que amar o no es simplemente una elección, y que esa elección nunca es más importante que cuando elegimos amarnos o no a nosotros mismos. Así pues, si la autoestima es una elección, ¿cómo hacemos esa elección? ¿Y por qué suele parecer más difícil amarnos a nosotros mismos?

Hablar amablemente

Si un amigo te pregunta si le queda bien una prenda concreta, ¿qué haces? Si crees que le queda muy bien, se lo dices. Si crees que podría quedarle mejor otra cosa, podrías decírselo, pero de una forma que no lastimara sus sentimientos. Cuando te miras en el espejo con una prenda de la que no estás demasiado seguro, ¿qué te dices a ti mismo? Piénsalo un minuto. Imagina que te diriges ahora al espejo… ¿Qué ves y qué dices? Si eres como mi antiguo yo, podrías decir: «¡Madre mía! Esto te queda fatal. Quítatelo. Pero no sé qué vas a ponerte, porque, con este aspecto, no se me ocurre nada que vaya a quedarte bien». Es la crisis del guardarropa: nada va a quedarte bien porque no crees que puedas tener buen aspecto.

Pero ¿y si te dijeras palabras que se parecieran más a las palabras que usarías con un amigo, como: «Creo que otro color iría mejor con el tono de tu piel» o «Si estuviera algo entallado en la cintura, te favorecería más»?

Dejemos el aspecto y pasemos a los hechos. Si un amigo comete un error, aunque sea grave, ¿qué es más probable que hagas: perdonarlo y pasar página (lo quieres; si no pasas página, básicamente estás diciendo que quieres alejarlo de tu vida), o ponerte furioso y romper para siempre la amistad? Me imagino que la mayoría de nosotros diría palabras de consuelo y de perdón. Pero ¿harías eso contigo mismo?

A menudo ni siquiera oímos lo duros que somos con nosotros mismos. Apenas reconocemos esas palabras negativas; simplemente, tenemos una sensación constante de sentirnos bastante mal. Solo cuando te paras a analizar cómo te hablas a ti mismo, te das cuenta de lo poco amable que eres contigo mismo.

¿Te parece que eso influye en cómo envejeces? ¡Pues claro que sí! Cuando algo no recibe amor ni cuidados, primero se llena de polvo y adquiere rigidez. Después podría empezar a ajarse y deteriorarse. No ve la luz del día, porque no recibe cuidados suficientes para llevarlo hasta la luz. Recuerda que tus células tienen una huella génica que se ve afectada por tu forma de vida. Vive en la luz, ámate a ti mismo en la luz, y tus células empezarán a vibrar en armonía.

Que diga que deberías dejar de hablarte a ti mismo de forma negativa está muy bien, claro, pero ¿cómo se hace? Para mí, se trata de sustituir una costumbre (la costumbre negativa de regañarte todo el rato) por otra (una positiva consistente en tratarte con amabilidad). Puede que al principio tengas que hacerlo conscientemente y detenerte cuando oigas que empiezas a hablarte negativamente a ti mismo. Pero más adelante, con la práctica, hablarte a ti mismo positivamente tendría que llegar a ser tan natural como la amabilidad que muestras a tus seres más queridos. El siguiente proceso por pasos te ayudará a ponerte en marcha.

- Antes de empezar, dedica un día a conocer tu voz interior. Sé muy consciente de tus pensamientos; no intentes cambiarlos; simplemente, observa cada uno de ellos sin juzgarlo cuando aparece y cruza tu radar mental. Puede resultarte un poco extraño estar «en tu cabeza» de este modo, pero te prometo que esto te ayudará a avanzar.
- Ahora el verdadero desafío: observa tus pensamientos cada día. Ahora que te has acostumbrado a fijarte en ellos, vas a valorar si te sirven o no. Naturalmente, puede que algunos pensamientos sean simplemente una reflexión sobre lo que está pasando, pero cuando te encuentres con un pensamiento relacionado contigo mismo, fíjate bien en él y pregúntate cómo te hace sentir y si enriquece tu vida.
- Si la respuesta es que te hace sentir bien (quizá a través de una sensación de ligereza en la barriga, o una sensación de menos tensión en el rostro) y te muestra lo maravilloso que eres en algún aspecto concreto, genial. Quédatelo. Puedes conservarlo. Pero si ves que te hace tensar los músculos, fruncir el ceño o sentir ansiedad (si, al examinarlo atentamente, no ves que te aporte nada positivo), pregúntate: ¿qué estás criticando exactamente de ti mismo?
- Ahora desafía esa crítica. Pero ten cuidado, porque la calidad de tu desafío determinará la calidad de su éxito. Por

ejemplo, si el desafío es usar una pregunta negativa como «¿Por qué no soy lo bastante bueno?» o «¿Por qué no caigo bien a la gente?», tu cerebro te ofrecerá respuestas negativas que parecerán justificar todo lo negativo que te has estado diciendo a ti mismo. Así que, en lugar de eso, detén la crítica en seco y haz la pregunta positiva: «¿Por qué SOY lo bastante bueno?», o «¿Por qué caigo BIEN a la gente?»

♦ Anota tres razones o respuestas positivas para cada pregunta así modificada que te hagas a ti mismo. Por ejemplo, si tu pregunta positiva es «¿Por qué soy lo bastante bueno?», podrías anotar: «Porque preparo la cena a mi familia todas las noches. Porque siempre llego puntual a las reuniones, aporto ideas y escucho atentamente. Porque cuido de mi cuerpo corriendo tres veces a la semana».

Si estás en un sitio donde anotar las respuestas a tus preguntas es poco práctico, contéstalas mentalmente. Lo más importante es dejar de decirte a ti mismo cosas negativas y recordarte por qué eso no es válido para ti y en relación con tu vida.

La autoestima atrae el amor

Ls ley de la atracción, según la autora y conferenciante estadounidense Esther Hicks, nos dice que la energía y las vibraciones de los mensajes que emitimos al mundo sobre nosotros mismos determinan la forma en que los demás y el mundo que nos rodea responden. Así, cuando sientes amor por ti mismo, el universo te devuelve experiencias positivas. Me atrevería incluso a decirte que, aunque sigas los demás nueve secretos para vivir por siempre joven, no verás ningún cambio importante en tu salud y tu bienestar generales, o en tu juventud, si no tomas la decisión consciente de amarte a ti mismo. Es, básicamente, una cuestión de energía. Cuantas más vibraciones amorosas y positivas derivadas de amarte a ti mismo emitas, más energía positiva (amor) atraerás hacia ti.

....

Pruébalo ahora: ámate a ti mismo*

Si te cuesta pensar en términos de «amarte a ti mismo», intenta usar esta afirmación para apagar la voz negativa del interior de tu cabeza. Si quieres, tecléala, imprímela y ponla por toda tu casa para que puedas verla vayas donde vayas. Detente a leerla por lo menos una vez al día.

No hay nadie en el mundo igual que yo. Estoy exactamente donde tengo que estar en todo momento. Amo, acepto y abrazo total y completamente cada parte de quien soy. Envío mi gratitud incluso a las partes de mí que creo que no están a la altura y que preferiría cambiar, o que creo que no me sirven a mí o a mis objetivos en este momento, porque negarlas es negar un aspecto de mí mismo. Las admito totalmente como parte de dónde estoy ahora mismo en mi proceso y como parte de lo que me hace ser únicamente yo. Agradezco las lecciones que aprendo al ver estas partes de mí mismo y cómo me guían mostrándome lo que quiero o no quiero en mi vida. Respondo a estas lecciones actuando para cambiar mi vida, y sé que cada decisión que tomo me acerca más a la totalidad y el perdón completo y a la aceptación en el amor puro.

....

Te pondré un ejemplo sencillo. Piensa en alguna vez que dijeras un cumplido sincero y bienintencionado a una amiga (como «¡Este vestido te sienta de fábula!» o «Gracias, no sé qué haría sin tu amabilidad en mi vida») y tu amiga (sin ninguna intención de desmerecerte) replicó tu cumplido con un comentario del tipo «No, estoy horrible, pero no tenía nada más que ponerme» o «¡Seguramente te lo pasarías mejor sin mí!» Puede que te desanimara y te pusiera triste que tu cumplido no animara a tu amiga. Su charla interior negativa se habría reflejado hacia ti.

Piensa ahora en cómo te sentirías si ella aceptara el cumplido con una sonrisa alegre, dándote las gracias y tal vez un abrazo de agradecimiento. A mí eso me haría sentir bien también. ¿Y si fueras tú quien recibe el cumplido? ¿Lo aceptarías con la intención que tenía? ¿O tu charla interior negativa te diría de fondo que el cumplido de tu amiga es vacío y falso?

¿Ves cómo la autoestima altera tus percepciones? Si te amaras a ti mismo, creerías esas cosas encantadoras de ti, y devolverías ese amor y esa alegría al mundo.

Curiosamente, he descubierto que, cuando mis clientes empiezan a adoptar prácticas y actitudes basadas en la autoestima y se liberan de su negatividad hacia sí mismos, empiezan de modo natural a tomar más decisiones en su vida que favorecen su salud y su bienestar en lugar de minarla. La naturópata estadounidense Deborah Caldwell manifiesta lo mismo: «Cuando las mujeres empiezan a mirarse a sí mismas con autoestima, de modo natural tienden más a tomar decisiones saludables, desean menos elegir pensamientos o hábitos autodestructivos y se sienten mejor tanto con su cuerpo como con su mente». Según mi experiencia, no son solo las mujeres las que reaccionan así, sino que los hombres también lo hacen.

Es una historia real…

Cuando uno de mis clientes famosos, que es ahora un buen amigo, vino a un retiro en España, estaba en trámites de divorcio. Su matrimonio, en lo que a él y su mujer respectaba, había terminado; ella había perdido al hombre con el que creía haberse casado.

Pero mientras estaba en el retiro, pasó algo. Gracias a nuestro trabajo juntos para que alcanzara el equilibrio, pudo conectarse con una autoestima más profunda. Esto cambió el modo en que experimentaba la vida, y se produjo una diferencia considerable en su conducta y su actitud: su luz brillaba, y rebosaba amor. No quería hablar de su matrimonio, se concentró en sí mismo y pasó de ser una víctima a convertirse en un vencedor.

Cuando volvió a casa, su mujer se estaba marchando. Lo vio y cayó de rodillas. Sin saber cómo, se había percatado de que acababa de entrar por la puerta el hombre con quien se había casado. Sintió su amor incondicional, todos los muros que había levantado ante el hombre en quien él se había convertido se derrumbaron y se sintió generosa y radiante. Él había encontrado el amor puro para sí mismo, emanaba amor puro, y ese amor le llegó de vuelta. Anularon su divorcio y vuelven a estar locamente enamorados, ¡igual que cuando se conocieron!

PERDÓNATE A TI MISMO

El doctor Guy Pettit, neozelandés, experto en el perdón, afirma: «El proceso del perdón es simplemente la cancelación de todas las condiciones mentales que bloquean el flujo de amor y de energía vital, independientemente del comportamiento de los demás».

Para comprenderlo, resulta útil pensar en emociones negativas que bloquean el flujo de amor (emociones como la culpa, la ira o los celos, que debes poder liberar si tienes que perdonarte y dejar que el amor fluya libremente en ti y más allá de ti). También se produce un efecto físico. Los estudios sobre el perdón han llevado a los científicos a sospechar que es más probable que las personas a quienes les cuesta perdonar sufran infartos, hipertensión, depresión y otras dolencias. Albergar cualquier forma de culpa o resentimiento hacia ti mismo es un acto de ira. Y la ira sostenida durante un período prolongado de tiempo lleva a tu cuerpo a adoptar una respuesta de lucha o huida, lo que afecta negativamente a tu ritmo cardíaco, tu reacción inmunitaria y tu tensión arterial.

Una respuesta emocional provoca la liberación de determinadas hormonas y otros neuroquímicos que circulan por tu cuerpo para proporcionarte la sensación física de esa emoción. Por ejemplo, la ira o los celos liberan hormonas del estrés (como el cortisol y la adrenalina), que poseen el efecto de tensar tus músculos. En un mundo ideal, harías desaparecer esas sustancias químicas haciendo algo físico, como yendo a correr, montando en bicicleta o nadando. Sin embargo, las emociones que no tienen una salida física evidente provocan una reacción en cadena que tiene graves consecuencias negativas para tu bienestar: aumentan tu ritmo cardíaco y tu tensión arterial. Esto, a su vez, altera tu digestión, y el colesterol va a parar a tu torrente sanguíneo. Notarás incluso una menor capacidad de pensar con claridad. Luego, cada vez que recuerdes lo que hiciste y te sientas mal, esas malas sensaciones vuelven a provocar esa reacción en cadena.

Cuando la psicóloga Charlotte van Oyen Witvliet llevó a cabo un estudio sobre el perdón, pidió a diversas personas que recordaran una situación en la que creyeron que alguien las había agraviado. Mientras tenían este recuerdo hizo un seguimiento de sus síntomas físicos: sus cuerpos presentaban signos extremos de estrés, nuestro mayor oponente a la longevidad. Al pedir a sus participantes que imaginaran que perdonaban esta transgresión, sus cuerpos presentaron signos de relajación y respuestas normales. La misma reducción de estrés se produce también cuando nos perdonamos a nosotros mismos. Nos quitamos un peso enorme de encima cuando pasamos página, y esto contribuye a darnos la libertad que merecemos. Sin ello, nos aferramos innecesariamente a cosas que no nos sirven y contribuyen a acelerar nuestro envejecimiento. No es siempre fácil, pero aprender a perdonarte a ti mismo es una aptitud vital en la búsqueda de autoestima y, por lo tanto, en la búsqueda de longevidad.

Piensa en formas en las que te castigas a ti mismo por actos o actitudes tuyos del pasado. Si te sientes culpable por algo que hiciste, piensa que no hay mayor pérdida de tiempo que la culpa. Lo hecho, hecho está. No puedes cambiar el pasado. Piensa en cómo podrías haber actuado de otra forma, en lo que has aprendido de la situación, en cómo tus decisiones pueden cambiar y dirigir tu futuro a partir de ahora. Plantéate formas en las que hayas intentado ponerle solución. Sea cual sea el resultado, has hecho todo lo posible para resolver las cosas y has aprendido a evitar cometer de nuevo el mismo error. Ahora, libérate de la culpa y perdónate a ti mismo.

Si quieres, puedes hacerlo en un sentido práctico. Hay muchas alternativas posibles. Podrías escribir una carta de disculpas a la situación anterior, seguida de una carta perdonándote a ti mismo. Podrías anotar todo lo que pasó, y después romperlo y quemarlo. O podrías intentar un ejercicio de perdón, como el que te incluyo a continuación.

....

Pruébalo ahora: *ho'oponopono**

La ancestral práctica hawaiana de reconciliación y perdón, conocida como *ho'oponopono*, gira en torno a la idea de la autorresponsabilidad por todo lo que hay. Sugiere que, al sanarte a ti mismo (al perdonarte), sanas a los demás y al mundo que te rodea. Así es como se hace:

- Piensa en algo que te preocupe, una experiencia personal a la que le das vueltas y te resulta imposible dejar atrás, pero que no te sirve. Podría ser una palabra innecesariamente dura a un amigo, una falta de comunicación que puso en aprietos a otra persona, una pelea con un ser querido porque te sentías bajo presión u otros aspectos de tu vida.
- Deja que te invadan los sentimientos que te provoca el recuerdo de esa experiencia, inspira hondo y espira muy despacio. Al espirar, imagínate expulsando toda esa energía negativa.
- A continuación, repite en voz alta o mentalmente las palabras «Me perdono a mí mismo». Tal vez quieras usar un temporizador, porque quiero que estés repitiendo estas palabras un minuto entero.
- Repite después la palabra «Gracias» para agradecerte a ti mismo el perdón que estás compartiendo. Expresa tu gratitud hasta que la sientas en tu cuerpo (puede llevarte otro minuto, o puede llevarte más tiempo). Limítate a seguir diciendo «Gracias» hasta que notes que esa gratitud resuena en todas las células de tu cuerpo.
- Ahora dite a ti mismo «Te amo». Siente verdaderamente el amor; sigue repitiéndolo hasta que te sientas envuelto por completo de una autoestima agradable y enriquecedora.

¿Cómo te sientes? ¿Cómo notas tu cuerpo inmediatamente después de finalizar el ejercicio? ¿Te sientes como si hubieras liberado algo? ¿Te sientes más ligero de algún modo?

....

COMPARTIR AMOR

Una vez que hemos visto cómo amarnos mejor a nosotros mismos, podemos empezar a pensar en cómo compartir ese amor con los demás y con el mundo que nos rodea; lo que aporta, a su vez, más amor aún a nuestra vida.

Es interesante saber que muchos estudios han demostrado que las personas que tienen relaciones saludables y duraderas que les dan apoyo viven más años. En un estudio realizado por la Universidad de Harvard en 2013, los investigadores descubrieron que era más probable que las personas casadas detectaran antes los cánceres en su cuerpo, y también era más probable que se recuperaran, que las que no estaban casadas. Otros estudios han demostrado que es tres veces más probable que los hombres que nunca se han casado mueran de un infarto que los que tienen esposa. Aunque todo esto pueda parecer dar argumentos a favor del matrimonio más que del amor, uno de los factores decisivos inherentes a estos fenómenos culturales occidentales es que el matrimonio es representativo de las relaciones saludables y conectadas y de un sistema de apoyo emocional seguro. La clave es una interacción social positiva; el aislamiento y la soledad pasan una factura terrible a nuestro bienestar y son factores importantes de una reducción de la esperanza de vida. La buena noticia es que lo contrario, es decir, las relaciones amorosas de todo tipo, es vital para vivir siempre jóvenes.

Ahora que has tomado la decisión de amarte a ti mismo, defectos incluidos, pensemos en lo que pasa cuando compartimos el amor que sentimos con los demás y los amamos también. Tengo que dejar claro que no se trata simplemente de estar *enamorado*, sino de amarte a ti mismo y a todos los demás con quienes tienes una relación: amigos y familiares, además de tu pareja.

Veamos cómo introducir más amor en nuestra vida con cada uno de estos grupos de personas.

Amar a los amigos

La naturaleza de la amistad es compleja y fascinante y puede ser de lo más gratificante. Los seres humanos somos sociables, y necesitamos relacionarnos con un «grupo» para prosperar. Si piensas en nuestros antepasados primitivos más remotos, aquellos que formaron grupos para apoyarse unos a otros, protegerse entre sí y obtener alimentos que compartir con la comunidad fueron los que sobrevivieron.

Aunque algunas amistades surgen al instante, otras precisan algo de cuidados y de destreza para brotar, pero todas las buenas amistades son merecedoras de tu tiempo y tu compromiso. Hace poco leí un artículo de periódico sobre alguien cuyo mejor amigo había muerto. Las primeras semanas tras su dolorosa pérdida, recibió decenas de mensajes de amigos mutuos de su pasado expresando su tristeza y sus condolencias. Los mensajes le hicieron pensar, porque se trataba de personas que habían desaparecido de su vida y de la de su amigo pero que ahora deseaban compartir con ella aquel dolor tan personal y tan íntimo. Eso le hizo percatarse de lo valiosa, lo profunda y lo positiva que es la amistad.

Bueno, no estoy sugiriendo que tengas que empezar a dedicar horas de tu tiempo a todos los «amigos» que tengas en las redes sociales. Piensa en esas cuatro, tal vez cinco, personas de tu vida que no forman parte de tu familia, pero cuya presencia te enriquece todos los días, todas las semanas, aunque no estés con ellas. Dedica tiempo a esas amistades, ofréceles sencillos gestos de gratitud y amabilidad (mediante una llamada, una nota escrita, un regalito enviado por correo). Atesora estas amistades; son valiosas. Las buenas sensaciones que te genera dar y recibir de amigos así mejoran tu bienestar, algo fundamental para muchos de los secretos para vivir por siempre joven.

Amar a la pareja

En una relación amorosa y productiva, solo con pensar en esa persona te animas al instante y empiezas a brillar. Cada mañana al despertarme, comparto siempre con mi pareja tres cosas por las que le estoy agradecido. Podría ser: «Agradezco cómo nos reímos ayer», «Agradezco la cena que ayer preparaste para nosotros» y «Agradezco que me dijeras que creías en mí cuando las cosas no salieron como estaba previsto». Compartir tres frases distintas sobre algo tangible que sucedió el día anterior nos une y nos recuerda lo mucho que nos valoramos y nos respetamos uno a otro en nuestra vida diaria; cómo cada día juntos es importante y nos enriquece.

Si tienes una relación, procura compartir cada día tres cosas con tu pareja (gracias a las maravillas de la tecnología puedes hacerlo aunque no estéis juntos físicamente), y observa lo positivamente que afecta eso a tu día y al modo como este se desarrolla.

Amar a la familia

Tu familia fue tu primera experiencia del amor. Tanto si esa familia es biológica como si es reconstituida o adoptiva, nuestra relación con quienes crecemos es irrompible, aunque nos mudemos o aunque estemos inmersos en una fuerte disputa familiar. La verdad es que esa experiencia vital compartida nos relaciona de un modo que es imposible reproducir en ninguna otra relación.

Valoro a mi familia por encima de todo lo demás y convierto a mi familia en mi prioridad. Tengo muchos amigos cuya relación con su familia es más peliaguda, con dinámicas difíciles que hacen difícil que se sientan unidos. Pero pregúntate lo siguiente: a la hora de la verdad, ¿quién te cubriría las espaldas? A la mayoría de personas, nuestra familia.

Eso no quiere decir, sin embargo, que en las familias no existan relaciones que poseen una fuerza destructiva. En esos casos, como con cualquier negatividad de tu vida, tienes que encontrar tu poder y tu amor e irte a un lugar de seguridad y de luz. Y tienes que hacerlo sin sentirte culpable. Recuerda que solo puedes ser responsable de tu vida y tus actos, no de los de nadie más.

A no ser que te incluyas en esta categoría, intenta practicar la gratitud también con toda tu familia. Piensa en tres cosas que agradezcas a tu familia o a un miembro concreto de ella. Díselas, si puedes, o dilas en voz alta o mentalmente. El hecho mismo de identificar y nombrar las tres cosas tendrá efectos espectaculares. Te llevarás una sorpresa. Normalmente tenemos poca paciencia con nuestra familia, y puede que una parte de ti no quiera hacerlo, pero solo evolucionarás si lo haces. ¡Depón tus armas, remángate los brazos, reabre tu corazón y ponte a ello con amor!

El estrés causa el proceso de envejecimiento. La actitud es lo que mantiene joven a una persona, lo que la mantiene sana. Es lo que estimula su creatividad y su felicidad.

Burt Goldman, conocido como «El monje americano» – maestro de meditación

---

EL ABRAZO REPARADOR

Los abrazos y el contacto físico son una forma increíble de compartir el amor, la amabilidad y el perdón. Diversos estudios han demostrado que diez abrazos al día nos ayudan a prosperar. Pero puedes empezar con uno. En todo este proceso, de lo que se trata es de *tu* siguiente paso, y una vez que has dado un paso, puedes seguir así hasta el infinito. Dar a los demás un abrazo sincero en el que das y recibes amor a la vez genera confianza y aumenta los niveles de una hormona llamada oxitocina (conocida como la «hormona del amor»). Esta hormona juega un papel vital en la vinculación afectiva entre los seres humanos. También es, por ejemplo, la hormona que inunda el organismo de la madre cuando consuela y amamanta a su bebé. Curiosamente, diversos estudios han demostrado que la oxitocina bloquea la sensación de dolor emocional o físico, lo que proporciona al cuerpo un breve respiro que le permite empezar a sanarse a sí mismo, incluso físicamente. Si volvemos a usar el ejemplo de la madre y el bebé, se cree que el primer subidón de oxitocina que tiene una madre reciente al cargar a su hijo en brazos podría ser un factor importante en el modo en que olvida los dolores del parto.

Además, un abrazo prolongado incita al cuerpo a aumentar los niveles de serotonina, la hormona que mejora nuestro estado de ánimo y nos hace sentir bien. Un abrazo puede estimular también una glándula llamada timo, lo que a su vez contribuye a reforzar el sistema inmunitario. Mejora la presencia al animarte a interrumpir la actividad y relacionarte, lo que también aumenta tu sensación general de bienestar y de pertenencia al mundo. También te ayuda a sentirte seguro y a calmar tu sistema nervioso parasimpático. Hay muchas formas en las que un buen abrazo puede aumentar la sensación de bienestar de nuestro cuerpo humano.

¿Y qué pasa cuando nuestro cuerpo se siente bien? Exacto…, está más sano y vive más años.

PERDONAR A LOS DEMÁS

Del mismo modo en que necesitas perdonarte a ti mismo para cosechar frutos en tu salud física y mental, también tienes que aprender a perdonar a los demás. Sin perdonar a quienes te han agraviado, filtras tus experiencias a través de la lente negativa de aferrarte a experiencias y emociones que sería mejor que dejaras atrás.

Naturalmente, no siempre es fácil perdonar. Y a veces no parecerá adecuado. Por eso tienes que aprender lo poderoso que es el perdón y el modo en que te da tu libertad y te vuelve mejor persona, incluso cuando hacerlo parece lo menos natural del mundo. No estoy sugiriendo que todas las personas a las que perdones tengan que volver a ocupar necesariamente un lugar en tu vida, sino que, para asegurarte de tener solo amor en tu vida, tienes que desprenderte de tu ira y tu resentimiento hacia los demás, igual que tienes que desprenderte de tu ira hacia ti mismo. El siguiente ejercicio te ayudará a abrirte a la idea de perdonar a los demás.

- Reconoce la mala obra: ¿qué es lo que tienes que perdonar? ¿Por qué? ¿Cómo te hace sentir? ¿Por qué te dolió? ¿A quién consideras responsable de hacerte sentir así? Escribe el nombre de esa persona en medio de un pedazo de papel y rodéalo con un círculo. (Si hay más de una persona, incluye todos sus nombres en el círculo.)
- Escribe ahora alrededor del círculo (ve girando el papel para hacerlo) la frase «Valoro la salud, el amor y la alegría más

que la enfermedad. Quiero vivir una vida larga, feliz, sana y plena».

♦ Divide el pedazo de papel en cuatro partes dibujando en él una línea vertical y otra horizontal, deteniéndote antes y siguiendo después de las palabras que has escrito y del nombre o los nombres rodeados por el círculo. En la parte superior de uno de los cuatro espacios escribe la palabra «Problema», en otro escribe «Emociones», en otro «Valores» y en la última cuarta parte escribe la palabra «Liberación».

♦ En la primera cuarta parte, escribe una breve descripción de lo que pasó (bastará con una sola palabra o frase). ¡Sé muy conciso! En la segunda, escribe tres emociones primordiales que sentiste cuando pasó (tristeza, ira, celos, por ejemplo). En la tercera, identifica los valores que tienes y que crees que se vieron comprometidos o anulados por el problema. (Esos valores son importantes, porque el hecho de tenerlos significa que tienes una fuente de dignidad y de poder.) No es necesario que escribas nada en la última cuarta parte, porque la liberación es un espacio libre, vacío, que puede llenarse de nuevo con amor, que es hacia lo que te encaminas.

♦ Mira el espacio en blanco. Imagina que envías lo que hayas deseado en el pasado a la persona que te ha disgustado a ese espacio y observas cómo desaparece. Olvídalo, despréndete de ello, si puedes, por completo. Imagina que se empequeñece hasta convertirse en un puntito y desaparece. Al hacerlo, liberas tus emociones negativas (las emociones que están bloqueando el flujo de amor y de buenas vibraciones en tu organismo) y devuelves la responsabilidad a la otra persona. Al hacerlo, te vuelves libre.

AMAR TU MUNDO

Piensa en las espléndidas vistas que tus ojos te han proporcionado. Recuerda que oyes música y un pájaro cantando sin el menor esfuerzo. Piensa en los increíbles recuerdos que tu cerebro te permite rememorar a voluntad. Ten presente que tu sistema inmunitario está ahí para protegerte y repararte sin que pienses en ello. Agradece todos los regalos (tanto materiales como emocionales o físicos) que aportan alegría a tu vida.

Demasiadas personas vivimos llenas de pesar, decepciones e insatisfacciones. Y, sin embargo, vivimos más años, con más bienes materiales y con más motivos para dar gracias a la vida que ningún ser humano desde los albores del tiempo.

Piensa en todas las razones que el mundo te da para experimentar el amor: amor por ti mismo, por la gente que te rodea, por tu entorno, por tu vida. Más adelante hablaremos sobre cómo agradecer y cómo valorar tus entornos interior y exterior, así que de momento limítate a sentir amor por tu mundo y todo lo que te da. Piensa en lo más soleado y lo más positivo que parece el mundo cuando le envías amor porque has aprendido a estar abierto a este poder ocurra lo que ocurra en la vida. Puedes ser la mejor versión de ti mismo.

Mañana, prueba un juego. Busca la ocasión de decir a todas las personas con quienes interactúas lo que amas, o por lo menos lo que te gusta de verdad, de ellas. No tienes que ser demasiado profundo ni trascendente. Se trata solo de acostumbrarte a la idea de expresar amor y, al hacerlo, sentir esa emoción. Cuando compres algo en una tienda, di a la cajera que te encanta el color de su blusa, di al camarero de la cafetería que su café te gusta más que ningún otro; di a una compañera de trabajo que te encanta su peinado o el informe que presentó la semana pasada. Pero asegúrate de que tus comentarios sean sinceros. Si son falsos, lo notarás (y también lo hará la persona a quien se los dices). Asegúrate de que sientes el amor al darlo. ¿Qué sucede cada vez que expresas tu amor en esas interacciones? Imagino que obtendrás una sonrisa radiante y te lo agradecerán, y sentirás que vuelve hacia ti algo de amor.

YA PUEDES AMAR

Da igual lo que hagas, proponte hacerlo con amor. En medio del dolor, los rechazos, los abusos y los desafíos, solo hay algo más poderoso que la negatividad: una conexión inquebrantable con el amor. El amor está en tu interior y no solo te proporcionará fuerza y valor, sino también libertad. Tu vida merece hasta el último ápice de esfuerzo que estás preparado para hacer por ella, pero no te parecerá esfuerzo si todo tu compromiso está recubierto de amor. Cuando ames el modo en que vives, encontrarás la paz. El amor se convertirá en tu combustible y te hará avanzar, te abastecerá de resiliencia y de compromiso cuando la mayoría habría abandonado. La gente me dice que tengo mucha energía, pero es el amor lo que alimenta esa energía. En medio del torbellino de la vida, solo una voz llena de amor acalla las voces de la duda, el miedo y el pesar.

LAS 10 MEJORES IDEAS PARA VIVIR POR SIEMPRE JOVEN: AMA

- ◆ Piensa en cómo el amor que sientes ahora por la vida dejará una huella en tus células que se transmitirá a las generaciones futuras de tu familia; tu amor importa.
- ◆ Ámate a ti mismo antes de intentar amar a nadie más.

- Transforma tu voz interior negativa en positiva: sé amable contigo mismo, del mismo modo que esperas que los demás sean amables contigo.
- Perdónate siempre. Eres humano. Cometes errores. Aprende de ellos, discúlpate por ellos si necesitas hacerlo, pero después pasa página.
- Recuerda que tu reacción a las situaciones atraerá hacia ti algo parecido: ama y sé amado.
- Comparte tu amor. Di (a menudo) a tu familia que la amas, muestra una bondad amorosa a tus amigos, trata a tus conocidos con respeto, honra a quienes son amables contigo, sé educado en todas tus interacciones (incluso con las personas a quienes no conoces personalmente).
- No rehúyas el afecto físico: ¡un abrazo tiene una reacción fisiológica en tu cuerpo y te inunda de amor!
- Perdona a los demás cuando te hayan disgustado de algún modo; aferrarte a tu rabia o resentimiento significa que has reducido el espacio para el amor en tu interior. No te sirve, despréndete de ello.
- Ama el mundo que te rodea porque es valioso y te nutre y te sostiene.
- Alimenta tu energía con amor. Con el poder del amor en todo lo que haces, eres imparable.

TE TOCA

Ahora que has leído la mayor parte de este capítulo, ha llegado el momento de que decidas cómo vas a hacer *tuyos* exactamente los secretos de un buen amor integrándolos en tu vida diaria. Así que…

◆ Cierra el libro y piensa en las formas en las que te verías más capaz y te apetecería más empezar a llevar a la práctica las sugerencias de este capítulo, o cualquier otra idea que tengas relacionada con el amor.

◆ Toma después un bolígrafo y una libreta o un pedazo de papel y escribe las tres, cuatro o cinco de estas formas que realmente te apetecería más comprometerte a hacer, y que crees que no solo te serán realmente útiles, sino que también son factibles y sostenibles. Podrías comprometerte, por ejemplo, a encontrar y reconocer algo que amas de la gente con la que te relacionas, tal vez a lo largo de una semana o incluso de un solo día; mírate en un espejo y reconoce algo que realmente te gusta de ti mismo, por pequeño o absurdo que pueda parecer, o pide a personas próximas a ti que te digan algo que les encanta de ti.

◆ Si la idea de tres, cuatro o cinco cosas te abruma, empieza con solo una: la mejor forma de avanzar es yendo pasito a pasito, y si sigues con lo que empezaste, pronto ganarás impulso y querrás, y podrás, hacer más.

◆ Si necesitas un poco de ayuda y de ánimo para adentrarte en esta zona de toma de decisiones, prueba la técnica de «Absorto en la música» de la página 24 para ponerte en marcha.

◆ A continuación léete a ti mismo en voz alta las iniciativas que has incluido en tu lista y comprométete interiormente con el modo, el momento y el lugar en que vas a empezar a llevarlas a la práctica (como esta semana, o incluso *hoy* si es posible). Escribe, si quieres, estos detalles prácticos bajo las iniciativas si crees que eso te ayudará a seguirlas…

◆ Utiliza ahora esta lista como guía personal para mejorar la sección «Ama» de tu rueda del equilibrio vital, y recupera la lista cada vez que necesites revisarla o añadirle algo…

¿DÓNDE ESTÁS AHORA? (2.ª PARTE)

Una vez hayas utilizado la anterior lista de iniciativas durante un mes aproximadamente, habrá llegado el momento de evaluar cómo van las cosas. ¿Recuerdas la lista de frases que puntuaste al comienzo de este capítulo? Pues bien, léelas y puntúalas de nuevo. (Las he relacionado a continuación para que no tengas que buscarlas.)

Por favor, puntúa en una escala del 1 al 10 las siguientes cuestiones relacionadas con el amor, siendo 1 «nada cierto en mi caso» y 10 «totalmente cierto en mi caso».

- ◆ Todos los días me esfuerzo conscientemente por crear un entorno lleno de amor.
- ◆ Me trato siempre con amabilidad y me perdono fácilmente a mí mismo cuando hago algo mal o cometo errores.
- ◆ Perdono fácilmente a los demás cuando me lastiman, y soy capaz de seguir adelante con mi vida y mis relaciones.
- ◆ Soy capaz de aceptar todo lo que la vida me ofrece con amor y gratitud.
- ◆ Soy comprensivo con las personas que tienen puntos de vista distintos de los míos.

Tu objetivo es lograr una puntuación igual o superior a 40: una cifra superior al 80% que demuestra que dominas este secreto y que lo estás usando realmente para ayudarte a vivir por siempre joven. Pero sigue esforzándote, y haz todo lo que puedas para evitar caer en la autocomplacencia y recuperar malos hábitos.

Si estás poniendo en práctica las mejores ideas y llevando a cabo las iniciativas/técnicas que incluiste en tu lista, espero que tu puntuación haya mejorado desde la primera vez que la hiciste.

Si no has llegado del todo donde quieres, vuelve al apartado «Te toca» para revisar tus iniciativas clave y asegurarte de que te siguen pareciendo relevantes (en la página 24 encontrarás más consejos sobre cómo revisar y reevaluar tus objetivos).

Cuando hayas estado practicando tus nuevas técnicas de la sección «Ama» durante cierto tiempo, no olvides revisar en algún momento tu rueda del equilibrio vital (página 25) para hacer un seguimiento de tus progresos sobre cómo te sientes con respecto a este ámbito de tu vida. Esto te ayudará a reconocer tus logros y a seguir haciendo nuevos progresos. ¡Cuanto más sombreado está cada gajo, mayores son los pasos que estás dando en el camino hacia vivir por siempre joven!

SECRETO 6: BRILLA

Creo que no conozco una sola persona que no se sienta mejor cuando sale el sol, yo mismo incluido. La luz del sol me hace sentir inmediatamente más activo, lleno de energía, equilibrado y fortalecido, y menos nervioso. Los días soleados parecen durar más y, a lo largo del año, el sol luce maravillosos tonos amarillos, naranjas y rojos, colores cálidos que ayudan a reflejar nuestro brillo interior. El sol es un símbolo de positividad y energía.

En este capítulo abordaremos de dos modos la naturaleza de «Brilla». En primer lugar, veremos cómo la luz brillante del sol es fundamental para tu bienestar físico y mental (incluso facilita la producción de la vital vitamina D). Y, en segundo lugar, cómo la idea de brillar sirve de metáfora de tu propia luz, con la que puedes alumbrar tu vida y la vida de los demás. Te mostraré cómo puedes brillar siempre, sea cual sea el desafío. Como el sol, irradiar tu luz al mundo es un acto desinteresado y, aun así, enriquecedor: dar sin pedir nunca nada a cambio. Tu luz es la semilla de toda vida y creatividad. Y también veremos cómo encontrar y aprovechar la luz que irradian quienes te rodean.

Pero, antes de empezar, veamos dónde estás ahora mismo en lo que a los conceptos de brillar y de recibir luz se refiere.

¿DÓNDE ESTÁS AHORA? (1.ª PARTE)

Por favor, puntúa en una escala del 1 al 10 las siguientes cuestiones relacionadas con brillar, siendo 1 «nada cierto en mi caso» y 10 «totalmente cierto en mi caso». Anota tu puntuación. Más adelante, cuando hayas finalizado este capítulo y hayas empezado a poner en práctica sus consejos, plantéate de nuevo estas cuestiones.

- Me siento más positivo cuando estoy al sol.
- Conozco el poder generoso del sol y su importancia para preservar la vida en la tierra.
- Noto que mi interior irradia luz en forma de actitud positiva ante la vida.
- Intento alumbrar con mi luz la vida de los demás todos los días.
- Me concentro en el sol para meditar.

LA NECESIDAD DE RECIBIR LUZ

Mucha gente con la que hablo se identifica con el bajo estado de ánimo, la tristeza e incluso la depresión que acompañan las épocas del año en que el sol se eleva a poca altura en el cielo, los días son cortos y la oscuridad se prolonga. Hasta existe un nombre para esa dolencia: trastorno afectivo estacional (TAE). Sus síntomas son fatiga, motivación reducida, somnolencia, mayor apetito, aumento de peso, irritabilidad y menor sociabilidad. Pero ¿por qué es la luz del sol tan importante para tu salud y, en concreto, para ayudarte a sentirte y verte más joven durante más tiempo?

Un estudio realizado por el Hospital Universitario Karolinska y la Universidad de Lund, en Suecia, que analizó el comportamiento con respecto a la luz del sol de 29.518 mujeres durante 20 años, ha demostrado que las mujeres que se mantienen alejadas del sol viven entre 0,6 y 2,1 años menos que las mujeres que lo toman regularmente. Según parece, la exposición moderada al sol puede reducir el riesgo de cardiopatías y de otras enfermedades no relacionadas con el cáncer, aunque se desconoce exactamente por qué. El doctor Pelle Lindqyist, que dirigió el estudio, ha manifestado que evitar el sol podría tener el mismo efecto que fumar en nuestra esperanza de vida: «Hemos averiguado que las fumadoras del grupo con mayor exposición al sol presentaban un riesgo parecido al de las no fumadoras que evitaban exponerse al sol, lo que indica que evitar la exposición al sol es un factor de riesgo de la misma magnitud que fumar». Aunque esta afirmación parezca bastante polémica, deberíamos recordar que no existe vida en nuestro planeta sin el sol. Es nuestra fuente de energía y evitarlo puede causar problemas, mientras que exponernos a él (de modo seguro) nos estimula con sus efectos beneficiosos. El brillo feliz y saludable que muchos de nosotros lucimos tras unas vacaciones al sol es testimonio de ello.

EL RITMO CIRCADIANO

Todo en la naturaleza posee un ritmo diario. Existe en todos los seres vivos, desde las células de una brizna de hierba hasta las células de tu cuerpo. Lo llamamos nuestro ritmo circadiano (página 127), y aunque es un proceso mayoritariamente biológico, factores externos como la luz y la temperatura influyen en su funcionamiento. Por ejemplo, si viajas cruzando varios husos horarios, como suelo hacer yo, la mejor forma de combatir el *jet lag* es usar la luz del sol para reajustar tu ritmo circadiano a la hora local. Así, sea cual sea la hora a la que te acuestes, asegúrate de levantarte para salir y exponerte a la luz matutina. Eso indicará a tu cerebro en qué huso horario estás y acelerará el proceso de readaptación.

En este sentido, pues, la luz nos regula. Las personas con ritmos circadianos regularmente alterados (como las que trabajan por turnos, o las que viajan largas distancias con frecuencia) son propensas a dolencias como el TAE en cualquier época del año, lo que afecta a su bienestar físico y mental. Sin embargo, existen muchos modos de tener controlado el ritmo circadiano, aunque trabajes por turnos o viajes sin cesar. Entre ellos está comer a horas establecidas, gestionar conscientemente los niveles de estrés y seguir todos los principios para obtener una buena cantidad de sueño (los encontrarás en el Secreto 4: Descansa). Pero, sobre todo, favorecer tu exposición a la luz natural (dejar que te dé el sol) y salir al aire libre todo lo posible son las formas más efectivas y sencillas de combatir los síntomas del TAE y de aprovechar el poder de generar bienestar del sol.

EL SOL Y TU CUERPO

Una vez hemos hablado del poder del sol en términos generales (cómo contribuye a regular tu reloj biológico), veamos algunos de los beneficios concretos que se obtienen de exponer el cuerpo al sol.

Es de sobras conocido que la sobreexposición a los rayos UV del sol puede provocar cáncer de piel, y es importantísimo que nos protejamos de ellos protegiendo nuestra piel del sol. Sin embargo, los rayos UV del sol son también, en la dosis correcta, saludables, porque ayudan al cuerpo a producir vitamina D.

Aunque obtenemos la mayoría de nuestras vitaminas de los alimentos, la vitamina D se produce principalmente en el cuerpo como reacción a la exposición de la piel a los rayos UV del sol. En 2014, la Universidad de Cambridge publicó los resultados de un estudio en el que se descubrió que aproximadamente el 91% de las personas que viven en el Reino Unido no obtienen suficiente vitamina D. Eso es un problema. Necesitamos la vitamina D, porque se ha demostrado que contribuye a prevenir la pérdida de memoria e incluso la enfermedad de Alzheimer cuando envejecemos, además de ser fundamental para la salud duradera de nuestros huesos, porque aumenta la absorción del calcio de nuestros alimentos. Esto significa evitar enfermedades como la osteoporosis (relacionada con el envejecimiento en las mujeres), así como otras afecciones relacionadas con los huesos, como el raquitismo. La diabetes, el acné, el eccema y la psoriasis están relacionados con niveles bajos de vitamina D. Además, la vitamina D regula el crecimiento celular, lo que, según han comprobado algunos investigadores, contribuye a impedir la formación de células cancerosas.

Y tienes la solución ahí mismo, en el cielo, todos los días a tu disposición.

Para producir las cantidades adecuadas de vitamina D a fin de mantenerte sano, tienes que salir y exponer por lo menos un 40% de tu piel (brazos, cara, piernas y tripa, por ejemplo) a la luz del sol sin protección solar (que impide que la luz UV llegue a la piel) unos 20 minutos al día. Los días nublados tal vez tendrías que exponer tu piel un poco más, pero recuerda que los rayos del sol penetran hasta las nubes más oscuras. Si eres de tez morena, generalmente necesitarás más exposición que una persona de tez blanca; si eres pelirrojo, seguramente necesitarás menos.

La gente mayor y las personas con más grasa corporal podrían necesitar un poco más. En términos generales, al tomar el sol 30 minutos tu cuerpo produce unas 20.000 UI de vitamina D, lo que equivale a las que contienen 200 vasos de leche. ¡Vaya! Pero si no hay nubes, el sol también supone un riesgo. ¿Cómo equilibramos, pues, nuestra necesidad fisiológica básica de luz del sol con lo que sabemos que es peligroso del sol?

Proponte estar la mitad del tiempo que tardarías en sufrir quemaduras del sol, pero sin excederte para no llegar a quemarte. Te recomiendo que tomes el sol 2 minutos por delante, por detrás y por los costados respectivamente, y que vayas aumentando el tiempo 1 minuto cada día hasta averiguar la cantidad de tiempo que te resulta cómoda.

Por si te lo estás preguntando, los rayos UV de las cabinas de rayos ultravioleta tampoco cuentan: necesitas que el sol te dé en la piel para que se produzca el proceso fisiológico de producción de vitamina D.

Aceptar lo que es factible

Por más que nos gustaría que todos los días fueran siempre soleados, para la mayoría de personas, en muchos lugares del mundo, no es así. E, incluso cuando brilla el sol, puede que tengamos que quedarnos trabajando puertas adentro. ¿Cuál es la solución? Muy fácil: sal todo lo que puedas, lo más a menudo que puedas. Desayuna al aire libre los días soleados (mirar por la ventana y volver la cara al sol no cuenta), y da un paseo lo más largo posible al aire libre los fines de semana o durante las largas tardes de verano (si hace mucho sol, sigue las precauciones habituales para evitar quemaduras, y los meses de verano evita la parte más calurosa del día, entre las 11 de la mañana y las 3 de la tarde, cuando el sol es más fuerte y es más probable que te queme).

En invierno, abrígate y sal igualmente. Exponer solamente la cara y las manos es mejor que no exponer nada. Y, en cualquier caso, salir y sentir la luz y el aire es bueno para tu salud mental y espiritual aunque no brille el sol. Por último, durante los meses de invierno, plantéate tomar un complemento de vitamina D (página 106) para aumentar tus niveles cuando la luz del sol escasea.

Una advertencia

Quiero dejar algo totalmente claro: no estoy propugnando que tomes el sol sin protección de modo que puedas acercarte ni remotamente a quemarte la piel. Las quemaduras del sol dañan las células de la piel y pueden provocar cáncer. Está comprobado. Quédate siempre dentro de los límites seguros de exposición al sol.

EL SOL Y TU MENTE

No sé tú, pero yo me siento mejor cuando brilla el sol. Y cuando digo mejor, me refiero a más animado, alerta y positivo. Estoy, básicamente, más contento. Podría ser coincidencia, pero cuando voy a las Filipinas a impartir talleres (un lugar con una media de 2.100 horas de luz solar al año en comparación con las aproximadamente 1.450 horas de Londres), noto realmente lo más contento que parece todo el mundo. Noto la amistad en casi todas las personas con las que me relaciono en las Filipinas; noto la positividad que quienes viven allí envían al mundo. El ambiente es contagioso, y sus buenas vibraciones me hacen sentir bien también a mí. Lo que es fascinante es que, aunque esta positividad podría ser mera coincidencia, existen hechos fisiológicos que explican que la luz del sol cause felicidad.

La principal hormona del cuerpo que nos hace sentir bien es la serotonina. Los estudios realizados con ratas demuestran que el cuerpo de las ratas presenta niveles más altos de serotonina cuando han sido expuestas a la luz natural. Curiosamente, otro estudio en el que se practicaron autopsias a seres humanos tras su muerte indicaba que quienes habían muerto tras un período prolongado de soleados días veraniegos presentaban más serotonina en su organismo que quienes habían muerto tras un período de días nublados y encapotados de invierno. En general, los estudios revelan que la clave es la luz del sol (más que la temperatura).

Curiosamente, la serotonina se produce parcialmente en nuestra glándula pineal, una glándula pequeña como un grano de arroz y con forma de piña (de ahí su nombre) que se sitúa en el cerebro, a la altura de los ojos. Creo que la calidad de tu vida se reduce a la calidad de las emociones que sientes cada día, y esta glándula posee una influencia importante en ello porque sus secreciones varían según tus niveles de estrés, tus ritmos circadianos diarios y estacionales y tu rendimiento físico. La luz del sol estimula en la glándula pineal la producción de las hormonas que nos hacen sentir bien.

Una vez más, el consejo es evidente: cuando brille el sol, sal y disfruta de él, vuelve la cara al sol y deja que te llegue su luz, lo que te animará y te ayudará a brillar a ti también.

Captar esta energía vital del sol es fundamental para llenarnos de esta energía gratuita, y aun así poderosa, que nutre toda la vida de este planeta: plantas, animales y, por supuesto, seres humanos. El sol estaba ahí antes que nosotros y seguirá ahí después de nosotros. Tiene algo que darnos que nos permite alumbrar con nuestra luz la vida de modo que siempre disponemos de la energía para hacer lo que necesitamos en nuestro proceso para vivir siempre jóvenes.

CULTURAS DEL SOL: EL SOL Y EL ESPÍRITU

El sol proporciona vida a nuestro planeta. Por eso, desde tiempos inmemoriales, ha habido culturas en todo el mundo que han honrado al sol y han intentado aprovechar su poder. Lugares sagrados ancestrales, como Stonehenge, en Wiltshire, en el Reino Unido, demuestran que nuestros antepasados prehistóricos poseían un conocimiento profundo del movimiento del sol por el cielo, lo cual queda ilustrado con enormes piedras erguidas situadas de modo que durante el solsticio de verano los rayos del sol recorren el lugar con precisión. Los antiguos griegos y romanos honraban a los dioses Helios y Sol, respectivamente. Según la tradición japonesa, Amaterasu era a la vez la diosa del sol, y del universo. Los antiguos egipcios veneraban a Atum como su dios sol, y contemplaban el sol sujetando anillas metálicas para aprovechar y ampliar su poderosa energía. Los antiguos aztecas de México hicieron muchos intentos para encontrar su dios sol perfecto, cuyo poder sabían que determinaría la supervivencia en la tierra.

Lo que tienen en común todas estas tradiciones es que el sol es una energía vital, y por eso, incluso hoy en día, intentamos aprovechar su poder para elevar nuestro espíritu a un nivel más alto, más positivo.

«Adorar» al sol

En mis retiros en España, vemos la salida del sol en el mar y dirijo una meditación al amanecer para los participantes, seguida de una secuencia yóguica de saludo al sol que nos da la bienvenida al nuevo día y aprovecha el poder del generoso sol. Otros hacen *sun gazing*, es decir, contemplan el sol unos instantes cuando asoma por el horizonte y ocupa su lugar más bajo en el cielo.

Naturalmente, nos han dicho que no deberíamos mirar directamente el sol, pero cuando este asoma por el horizonte al alba o se oculta al ocaso, sus longitudes de onda son cortas y sus rayos son más débiles. Quienes contemplan el sol creen que, si solo lo hacen unos segundos, no hay peligro. Están descalzos para notar una profunda conexión con la tierra, y miran el sol unos segundos antes de desviar la mirada para evitar dañarse los ojos. La teoría tras esto es que el sol, por su poder vivificante, aporta mucha energía al cuerpo y la mente. Hay quien afirma que hacer *sun gazing* ha invertido la reducción de la glándula pineal que se produce de forma natural con la edad. Si te interesa, documéntate. Sigue siendo una práctica controvertida, pero creo que puede aportar excelentes beneficios si se hace correctamente.

Sin embargo, no tienes que hacer nada tan formal como la meditación al amanecer, el yoga matutino o el *sun gazing* para beneficiarte del poder del sol naciente. Estés donde estés, puedes aprovechar su magia, incluso desde la ventana de tu dormitorio, tu jardín trasero o la cima de una colina de tu parque local. El sol nos llena de poder, energía y amor, y en mi caso, estas tres cosas me ayudan a ser la mejor versión de mí mismo. Sacar tiempo para presenciar su poder al amanecer de cualquier forma posible eleva el espíritu y nos recuerda que pasemos nuestro día brillando. Puedes beneficiarte del sol incluso a través de una ventana cerrada, así que si es tu única opción, adelante. Siempre es mejor experimentarlo sin ningún filtro, sin nubes, sin nada, pero algo de luz del sol es mejor que ninguna. Y recuerda, si sales al sol, ve paso a paso. Hay personas más sensibles que otras, y siempre deberías ser consciente de tus límites personales en este aspecto.

VER LA LUZ EN TU INTERIOR

Recuerdo cuando me dijeron que nunca volvería a caminar. Me adentré en un lugar muy oscuro. Entonces oí que Bruce Lee había sufrido una grave lesión de espalda y, como yo, se había preguntado cómo iba a salir de su lugar de oscuridad. Pero lo hizo, y regresó más fuerte todavía que antes. Recuerdo el momento concreto en que me enteré de esto, porque fue como si me hubieran vuelto a prender una luz que alumbrara con algo de esperanza la situación en la que estaba.

Esa luz dio lugar a la esperanza. Y cuanta más esperanza tenía, más creía. Cuando la luz empezó a brillar con más fuerza, pasó a representar el amor y la confianza que tengo ahora en la vida, en los demás, en el universo y en mí mismo.

Cuando sientes compasión por ti mismo y por los demás, cuando vives tu vida con confianza, pasión y propósito, cuando te aseguras de obtener descanso suficiente y cuidas de tu cuerpo y tu mente, cuando sigues todos los secretos para vivir por siempre joven, tu luz interior brilla con más fuerza. Te sentirás más seguro y descubrirás más libertad en tu propia mente. También te permitirás jugar mucho más con la vida, porque eres más consciente de cada momento. Todo eso, simplemente, por encontrar la luz en tu interior.

Es una historia real...

Una participante en uno de mis retiros había experimentado algunos desafíos emocionales bastante duros en su vida. Eso la llevó a proteger su corazón y a no comprometerse nunca con una relación seria, lo que le impedía brillar y alcanzar su potencial. Dijo que había estado viviendo con dolor en el corazón más de 40 años. Mientras duró el retiro la ayudé a reconectarse con la verdad y con su fuerza interior y, como consecuencia de ello, empezó a deshacerse de la resistencia a la que se aferraba. En aquellos momentos, comenzó a irradiar de nuevo su luz y, al empezar a irradiarla, empezó a verse literalmente más joven y a sentir la libertad que había estado anhelando. Todo el mundo se quedó atónito porque ocurrió muy deprisa, y cuando le pasamos un espejo, no podía creer lo que veía reflejado en él al mirarse. Brillaba y resplandecía con una nueva belleza y elegancia que volvió a iluminar al instante su vida. A las pocas semanas su pareja se mudó a su casa, y ella dijo que al brillar como el sol sentía un amor que jamás había experimentado antes. Recuerdo que contó su historia en el estrado y emocionó a mucha gente.

· ·

Pruébalo ahora: meditación de la luz interior*

Prueba la siguiente meditación sobre tu luz interior, que está dirigida a ayudarte a sentir ese brillo en tu interior, usando la energía del sol como metáfora. Toda la práctica debería llevarte unos diez minutos, pero no hay una cantidad fija de tiempo para ella. Practícala tan a menudo como puedas.

- Siéntate o túmbate cómodamente en algún sitio en el que no vayan a molestarte. Cierra los ojos e inspira hondo. Al hacerlo, nota cómo se relaja tu cuerpo; observa cómo se relaja más al espirar el aire. Haz unas cuantas respiraciones largas y profundas, sintiéndote cada vez más cómodo y más centrado. Sumérgete en un estado profundo de sosiego en el que te sientas tranquilo y cómodo.

- Imagina que estás tumbado en un prado cálido y herboso bañado suavemente por los rayos dorados del sol. Nota los rayos del sol acariciando tu piel, y siente cómo tu cuerpo los absorbe de modo que se acumulan en tu interior, en medio de tu tórax, en tu «centro del corazón». Agradece esta energía vivificante mientras observas cómo se convierte en una hermosa esfera de luz en tu interior.

- Piensa en la fuente de esa luz: el sol ha sido una fuente de energía desde hace millones de años. Es el mismo sol que iluminó a los dinosaurios, a los egipcios, a tus antepasados, tu infancia, y que ahora te ilumina siendo adulto, aportándote su energía vivificante, como siempre ha hecho.

- Siente la calidez de la esfera brillante de tu interior que se extiende por tu cuerpo hacia tus órganos y tejidos. Visualiza que el poder, la energía y la positividad recorren tu cuerpo. Imagina que empiezas a irradiar la energía y brillar.

- Piensa en el poder sanador de esta energía y deja que la calidez te sane mental, emocional, física y espiritualmente. Conecta con la sensación de la energía recorriendo tu cuerpo, creciendo a medida que tu sanación aumenta y se expande.

- Imagínate ahora proyectando la luz brillante de esa esfera fuera de ti. Imagina que llenas la habitación de sanación pura y positiva procedente de la luz de tu interior.

- Imagina ahora que la luz llena todo el edificio en el que estás, y después el pueblo o la ciudad, y después el país. Imagina que la luz que procede directamente de ti rodea todo el mundo y finalmente llega a todo el universo. Lo has bendecido todo con tu luz.

- Finalmente, piensa en alguien que conozcas y que necesita una sanación concreta, tal vez un amigo que pasa por una separación, enfermedad o pérdida difícil, o un familiar que está estresado por su trabajo. Imagina que diriges específicamente tu luz hacia su corazón y lo llena también de tu poder sanador.

- Vuelve a dirigir tu atención hacia ti y conéctate con tu centro del corazón, a sabiendas de que es en él donde brilla tu luz, él es la fuente de tu poder y energía. Deja que tu poder irradie siempre desde este punto. Recuerda lo bien que te hace sentir estar lleno de ese brillo positivo, y la energía que tienes que transmitir al mundo que te rodea.
- Inspira hondo y estira las piernas, los brazos y la espalda de cualquier forma que te parezca cómoda para devolverte suavemente al presente.
- Mueve los dedos de las manos y los pies, y abre los ojos. Observa cómo te sientes: renovado, animado y positivo. Recuerda aprovechar esa energía de tu interior siempre que la necesites, por tu propio bien o por el bien de los demás. Está siempre en tu interior, e irradia siempre de ti.

Dar tu vida para servir, para ayudar al planeta; para mí, eso te mantiene por siempre joven.

Guru Mukh – experta en kundalini yoga, profesora y autora

VER LA LUZ EN LOS DEMÁS

He tenido la suerte de trabajar íntimamente con algunos de los principales chamanes del mundo, sanadores que conversan con el mundo espiritual para hacer el bien en la tierra. Algo que he observado en cada uno de ellos es que, a pesar de que actuar con los espíritus buenos y malos para crear un cambio poderoso en la vida de la gente es algo muy serio, no se toman la vida demasiado en serio. Su actitud es siempre desenfadada, siempre radiante. Una de las lecciones más importantes que he aprendido de estas personas es ver siempre la luz en los demás. Dicho de otro modo, buscar siempre el bien en todas las personas con quienes te encuentras, por más difícil que pueda parecer. De modo parecido, cuando alguien que practica yoga te saluda al llegar o al irse con la palabra *namasté* (o con las palmas de las manos juntas delante del pecho y una ligera reverencia, lo que constituye la representación física de esa palabra), él o ella quiere decir: «La luz en mí respeta y honra la luz en ti».

Ver la luz en los demás es, creo, una de las razones por las que los chamanes son personas tan positivas, tan felices. Después de todo, si tratamos a todo el mundo como si tuvieran algo positivo que ofrecer a nuestra relación y al mundo, lo abordaríamos con una generosidad que nos llegaría de vuelta a nosotros (aprendimos esto en el Secreto 5: Ama). Incluso quienes nos lastiman o se proponen expresamente perjudicarnos poseen una luz interior. Ponte un desafío para hoy (y prolóngalo después a todos los días si puedes). Haz un esfuerzo consciente por no ver lo malo o lo irritante de los demás. En lugar de ello, saluda y trata a todos con quienes te encuentres del mismo modo, buscando solo lo positivo. Por ejemplo, en lugar de acercarte a tu jefe o tu jefa con la actitud de que siempre está de mal humor, recuérdate los conocimientos que tiene para compartir contigo, y empieza tu interacción con eso presente. En lugar de encontrarte lleno de resentimiento con un compañero o una compañera de trabajo que trata de sabotear tus esfuerzos, hazlo lleno de confianza y sugiere cómo podríais colaborar combinando tus ideas y las suyas para un proyecto (recuerda que halagar los esfuerzos de esta persona y creer en lo que valen hará que esté más abierta a aceptar tus ideas también).

Ser positivo con todo el mundo con quien te encuentras es más difícil de lo que crees. Con la edad, nos volvemos más cínicos y a menudo recelamos de los demás, especialmente de quienes no conocemos. Es casi como si les pidiéramos en silencio que demostraran que son merecedores de nuestro respeto y amor antes de haber tenido la oportunidad de mostrarlo por sí mismos. Pero ¿y si empezáramos con una sensación de confianza, como hace un niño? ¿Cuántas otras interacciones nuestras serían positivas en lugar de negativas o inútiles? Aunque solo sea una, es una interacción positiva a sumar. Así que, adelante, acepta el desafío. Saluda a todo el mundo con el espíritu de *namasté*, y proponte ver su luz. Al final del día, piensa en cómo hacerlo ha hecho brillar tu luz con más fuerza e irradiar luz a tu vida. No hay ninguna duda de que, cuando tú brillas, los demás te ven mejor, tú te sientes mejor contigo mismo y es más agradable estar contigo.

YA PUEDES BRILLAR

Al comienzo de este capítulo reforzamos la idea de que el sol está brillando y proporcionando continuamente energía vivificante no solo a ti, sino a todo organismo vivo del planeta. Aprendimos a aprovechar ese poder en sentido metafórico para llenar de energía nuestra vida y nuestro cuerpo. Presentarnos al mundo con la intención de alumbrar con nuestra luz todas nuestras interacciones hace que el mundo en sí parezca más positivo. Ahora bien, el mensaje más importante que quiero transmitirte es que brillar es tu estado natural. Una vez que reconoces tu brillo interior, jamás necesitarás forzarlo o simularlo; sé tú mismo y pásatelo bien alumbrando lugares, personas y situaciones dondequiera que vayas.

LAS 10 MEJORES IDEAS PARA VIVIR
POR SIEMPRE JOVEN: BRILLA

◆ Proponte brillar siempre en cualquier situación, sin importar lo que pase.

◆ La luz es una representación de tu grandeza; dale la bienvenida y atesórala.

◆ Pasa tiempo al sol para producir vitamina D en tu cuerpo; recuerda también las normas relacionadas con las quemaduras del sol y los rayos UV, por supuesto.

◆ Pásatelo bien al sol cuando brille; está demostrado que eso te hace sentir bien.

◆ Actúa como el sol, siempre dando, siempre brillando, sin pedir nunca nada a cambio.

◆ Encuentra la luz en los demás, aunque al principio te sea esquiva.

◆ Los desafíos en tu vida son oportunidades para que brilles con más fuerza que nunca.

◆ Contempla la salida del sol por lo menos una vez en tu vida; piensa en su paso por el cielo, una de las únicas constantes de la vida.

◆ Emplea tu luz para enviar sanación a alguien que está sufriendo emocional, física o espiritualmente.

◆ Siente la calidez de la luz manteniéndote a salvo y seguro en tu vida cotidiana.

TE TOCA

Ahora que has leído la mayor parte de este capítulo, ha llegado el momento de que decidas cómo vas a hacer *tuyos* exactamente los secretos de brillar integrándolos en tu vida diaria. Así que…

- Cierra el libro y piensa en las formas en las que te verías más capaz y te apetecería más empezar a llevar a la práctica las sugerencias de este capítulo, o cualquier otra idea que tengas relacionada con brillar.

- Toma después un bolígrafo y una libreta o un pedazo de papel y escribe las tres, cuatro o cinco de estas formas que realmente te apetecería más comprometerte a hacer, y que crees que no solo te serán realmente útiles, sino que también son factibles y sostenibles. Podrías comprometerte, por ejemplo, a estar al sol (o por lo menos al aire libre) 20 minutos al día, o tomar un complemento de vitamina D de buena calidad, o compartir tu propia luz con los demás mostrando amabilidad y compasión a un ser querido, o incluso a un desconocido, en apuros.

- Si la idea de tres, cuatro o cinco cosas te abruma, empieza con solo una: la mejor forma de avanzar es yendo pasito a pasito, y si sigues con lo que empezaste, pronto ganarás impulso y querrás, y podrás, hacer más.

- Si necesitas un poco de ayuda y de ánimo para adentrarte en esta zona de toma de decisiones, prueba la técnica de «Absorto en la música» de la página 24 para ponerte en marcha.

- A continuación léete a ti mismo en voz alta las iniciativas que has incluido en tu lista, y comprométete interiormente con el modo, el momento y el lugar en que vas a empezar a llevarlas a la práctica (como esta semana, o incluso *hoy* si es posible). Escribe, si quieres, estos detalles prácticos bajo las iniciativas si crees que eso te ayudará a seguirlas…

- Utiliza ahora esta lista como guía personal para mejorar la sección «Brilla» de tu rueda del equilibrio vital, y recupera la lista cada vez que necesites revisarla o añadirle algo…

¿DÓNDE ESTÁS AHORA? (2.ª PARTE)

Una vez que hayas estado utilizando la anterior lista de iniciativas durante un mes aproximadamente, habrá llegado el momento de evaluar cómo van las cosas. ¿Recuerdas la lista de frases que puntuaste al comienzo de este capítulo? Pues bien, léelas y puntúalas de nuevo. (Las he relacionado a continuación para que no tengas que buscarlas.)

Por favor, puntúa en una escala del 1 al 10 las siguientes cuestiones relacionadas con brillar, siendo 1 «nada cierto en mi caso» y 10 «totalmente cierto en mi caso».

◆ Me siento más positivo cuando estoy al sol.
◆ Conozco el poder generoso del sol y su importancia para preservar la vida en la tierra.
◆ Noto que mi interior irradia luz en forma de actitud positiva ante la vida.
◆ Intento alumbrar con mi luz la vida de los demás todos los días.
◆ Me concentro en el sol para meditar.

Tu objetivo es lograr una puntuación igual o superior a 40: una cifra superior al 80% que demuestra que dominas este secreto y que lo estás usando realmente para ayudarte a vivir por siempre joven. Pero sigue esforzándote, y haz todo lo que puedas para evitar caer en la autocomplacencia y recuperar malos hábitos.

Si estas poniendo en práctica las mejores ideas y llevando a cabo las iniciativas/técnicas que incluiste en tu lista, espero que tu puntuación haya mejorado desde la primera vez que la hiciste.

Si no has llegado del todo donde quieres, vuelve al apartado «Te toca» para revisar tus iniciativas clave y asegurarte de que te siguen pareciendo relevantes (en la página 24 encontrarás más consejos sobre cómo revisar y reevaluar tus objetivos).

Cuando hayas estado practicando tus nuevas técnicas de la sección «Brilla» durante cierto tiempo, revisa tu rueda del equilibrio vital (p. 25) para hacer un seguimiento de tus progresos sobre cómo te sientes con respecto a este ámbito de tu vida. Esto te ayudará a reconocer tus logros y a seguir haciendo nuevos progresos. ¡Cuanto más sombreado está cada gajo, mayores son los pasos que estás dando en el camino hacia vivir por siempre joven!

SECRETO 7: CREE

El boxeador estadounidense Sugar Ray Robinson dijo una vez: «Para ser campeón tienes que creer en ti mismo cuando nadie más lo hace». Creo que para tener esa confianza en nosotros mismos tenemos que vivir una vida auténtica que refleje nuestras pasiones y nuestro propósito, que van acompañados de una sensación de realización y de intención. Sintonizar con las vibraciones de nuestro interior y ser fieles a nosotros mismos da lugar a la autoconfianza, porque todo lo que hacemos refleja todo lo que valoramos.

En este capítulo veremos las diferencias entre una pasión y un propósito, y aprenderás técnicas que te ayudarán a identificar aquello en lo que crees y aquello a lo que aspiras, de modo que puedas avanzar con la convicción de que al aprender a vivir por siempre joven estás también llevando una vida auténtica, valiosa y gratificante.

Pero, antes de empezar, veamos dónde estás ahora mismo en lo que a creer se refiere.

¿DÓNDE ESTÁS AHORA? (1.ª PARTE)

Por favor, puntúa en una escala del 1 al 10 las siguientes cuestiones relacionadas con creer, siendo 1 «nada cierto en mi caso» y 10 «totalmente cierto en mi caso». Anota tu puntuación. Más adelante, cuando hayas finalizado este capítulo y hayas empezado a poner en práctica sus consejos, plantéate de nuevo estas cuestiones.

- Creo en mí a la hora de seguir siempre el camino correcto, incluso cuando hay desafíos que intentan impedírmelo.
- Tengo muy claro mi propósito en la vida, y tomo decisiones coherentes con él.
- Sé lo que me apasiona y me aseguro de que mi estilo de vida (en términos de trabajo, pasatiempos y aventuras) refleje mis pasiones.
- Sé que mi mente posee una gran influencia sobre mi bienestar, y tomo medidas para asegurarme de que mis pensamientos me sirvan.
- Dedico tiempo todos los días a hacer actividades que me alegren el corazón.

LA NECESIDAD DE CREER

Muchas personas no se percatan de la gran influencia de la mente a la hora de determinar el estado de salud física. La mente afecta a todo, desde nuestros niveles de energía hasta nuestro sistema inmunitario. Piensa en las veces en que trabajas demasiado, bajo presión o con preocupaciones. ¿No son esos los momentos en los que eres más propenso a tener dolencias y enfermedades? Es como si los gérmenes y los tóxicos fueran agentes secretos a la espera de causar estragos en nuestro cuerpo estresado y vulnerable.

Cuando crees en ti mismo, es decir, cuando la forma en que vives tu vida y la dirección que estás tomando, seguro de poder

lograr tus objetivos, te hace sentir básicamente en paz y motivado, tienes una energía positiva que te vuelve fuerte, resistente y
competente. Superas obstáculos, superas enfermedades de poca
importancia y tienes el potencial de superar tus expectativas. De
modo que, si quieres vivir la vida por siempre joven, tienes que
creer en ti mismo.

De hecho, Bruce Lipton, el biólogo estadounidense del desarrollo, va un paso más allá. Afirma que creer tiene una expresión génica en nuestro cuerpo que cambia nuestro bienestar fisiológico: «La cuestión de la edad no está incorporada en la
genética. Está incorporada en nuestra mente, en nuestras percepciones y en nuestras creencias, porque es la química de nuestra mente y nuestro cerebro y lo que creemos lo que selecciona
finalmente los genes y modifica la expresión génica.»

AUTORREALIZACIÓN Y AUTOCONFIANZA

En la década de 1940, el psicólogo estadounidense Abraham Mas-
low identificó que tenemos una jerarquía de cinco «necesidades»
básicas. Creía que, si podemos satisfacer todas esas necesidades,
podemos vivir una vida con sentido y totalmente enriquecida.
Las cinco necesidades, por orden de importancia (empezando
por la más básica y terminando con la más aspiracional) son:

- ◆ necesidades fisiológicas (comida, agua, cobijo y calor)
- ◆ necesidades de seguridad (seguridad y estabilidad, y ausen-
  cia de miedo)
- ◆ necesidades de afiliación (amor y familia, y amistad)
- ◆ necesidades de autoestima (respeto, reconocimiento y sensación de logro en la vida)
- ◆ necesidades de autorrealización (creatividad y realización)

Para vivir una vida en la que puedes creer, creo que la clave es la número cinco, la autorrealización. Básicamente, se trata de identificar nuestro auténtico potencial identificando lo que nos motiva y lo que da sentido a nuestra vida, y de hacer después realidad ese potencial lo mejor que podamos. Pero para hacer posible la autorrealización tenemos que haber satisfecho todas las necesidades que van antes. Eso no es ningún problema, porque en este libro ya has aprendido la importancia de nutrir tu yo físico y mejorar tu sensación de seguridad, pertenencia y autoestima a través de los muchos aspectos del amor. Ahora ha llegado el momento de averiguar tus motivaciones más grandes en la vida: tus pasiones y tu propósito.

PASIÓN Y PROPÓSITO

Tener pasión por algo es creer de forma abrumadora, casi incontrolable, en el valor de esa cosa. Una pasión es mucho más que un pasatiempo; te motiva. Hablamos de «encender» una pasión, porque es intensa y tiene una energía que te alimenta y te motiva poderosamente a superar obstáculos que amenazan con desviarte de tu camino. La pasión procede del interior; se alimenta de tu fuerza vital y se acumula en tu interior como una sensación indomable de *tener* que conectar con algo o dedicarte a ello. Por ejemplo, en una relación, la pasión es un deseo absorbente e insaciable de estar con esa persona. Tu pasión por el trabajo te llevará más allá de tu jornada laboral de nueve a cinco para lograr resultados que nadie más soñó, quizá incluso más allá de la lógica de dormir o descansar. La pasión por una causa podría llevarte a realizar actos en nombre de esa causa que desafían la lógica e incluso el sentido común.

El propósito, en cambio, es a la vez la razón de la existencia de algo y la determinación (la creencia) que una persona tiene con respecto a un objetivo o resultado concretos. Tu propósito es lo que crees que viniste a hacer en este mundo. Precisa el nivel de energía que alimenta un legado.

¿Qué pasa entonces cuando unimos pasión y propósito? La pasión puede descontrolarse sin la dirección del propósito, y el propósito puede parecer valioso o gravoso sin la energía ni la motivación de la pasión. Identificar tu pasión y atemperarla con el propósito te empodera para labrar un futuro con sentido, un futuro lleno de confianza.

Parece fácil, ¿verdad? Pero, en realidad, encontrar tu pasión y tu propósito, y seguirlos sin el menor atisbo de inseguridad o de duda es uno de los mayores desafíos de la vida.

Alejar la duda

En el Secreto 5: Ama, hablamos sobre la importancia de la autoestima, de hablarte a ti mismo con amabilidad, de ser considerado con los defectos que te ves y de perdonarte cuando crees que has hecho algo mal. De hecho, la autoestima y la autoconfianza van de la mano. Cuando crees en ti, alejas toda duda y confías plenamente en que el camino que estás tomando es el adecuado.

Averigüemos, pues, cuáles son ahora tus niveles de autoconfianza (y de duda), y sabrás así cómo avanzar desde ahí para encontrar tu pasión y tu propósito y dirigirte hacia tus objetivos con total convicción.

Presta atención a tu diálogo interior, como hiciste cuando aprendías a perdonarte a ti mismo (página 162). Escucha tus pensamientos y tus respuestas a tus pensamientos y analiza si esa charla interior es positiva o si te debilita.

Piensa ahora en algo que quieras lograr esta semana pero que todavía no has hecho. No tiene que ser un gran objetivo en la vida; elige algo tangible y mensurable. Tal vez empezaste la semana con la intención de correr 30 minutos cada día (o cada dos días), pero todavía no has logrado hacerlo una sola vez; quizá tenías intención de llamar a un viejo amigo, interesarte por un amigo enfermo o visitar a un familiar anciano, pero van pasando los días y no has hecho la llamada o la visita. Piensa ahora por qué. ¿Es por falta de tiempo? ¿Es porque te preocupaba no poder cubrir la distancia de la carrera? ¿O que no estabas seguro de que tus amigos o tu familia quisieran tener noticias tuyas? ¿Cómo te hace sentir no lograr ese objetivo tan sencillo? ¿Te sentirías de otra forma si lo hubieras conseguido? ¿Qué te detuvo realmente? ¿De verdad fue que no pudiste encontrar 30 minutos en tu día? (Si es así, ¡vuelve atrás y lee el capítulo Secreto 2: Muévete.) ¿De verdad era probable que un viejo amigo, o un amigo enfermo, o un familiar anciano no quisiera tu compañía? (Si realmente crees eso, vuelve atrás y haz el ejercicio del Secreto 5: Ama.) Dudo que, cuando analices esos pensamientos, ninguno de ellos se sostenga. Lo único que te detuvo fue esa voz interior.

Así que pensemos ahora cómo convertir esa voz en una voz con una actitud de confianza. Empieza a ver los desafíos que encuentres en tu camino para hacer realidad tu pasión y tu propósito como oportunidades, cosas que te ayudarán a aprender a superar los obstáculos para llegar donde quieres ir. Empieza a elogiarte cuando observes una diferencia en tus pautas de pensamiento, cuando te enfrentes a un desafío, y no permitas a tu voz interior impedirte superarlo. Pronto empezarás, de modo casi imperceptible, a pasar de poner obstáculos en el camino hacia alcanzar tus objetivos a abrir las puertas que te conducen a ellos. Empieza a celebrar tus victorias en la vida, sin que importe lo grandes o pequeñas que sean. Del mismo modo que la autoestima llevará más amor a tu vida, la positividad contribuirá a tener más éxitos todavía.

Muchas personas van de una relación a otra, de un empleo a otro, de un lugar a otro, esperando encontrar la felicidad fuera de ellos. Naturalmente, no hay nada de malo en cambiar, y a veces puede ser una bendición, un alivio o «tan bueno como un descanso». Pero el único cambio que verdaderamente cuenta, que realmente marca la diferencia para vivir por siempre joven, es el que te lleva de una actitud negativa a una actitud positiva, llena de autoconfianza. Tu mundo exterior es una proyección de tu mundo interior. Para vivir por siempre joven, tu actitud es el origen de todo. No hay nada tan poderoso como una mente que ha pasado a creer en el poder de la positividad.

ENCONTRAR TU PASIÓN

Bueno, si todavía no sabes cuál es tu pasión, ¿cómo lo averiguas? El primer paso es hacer mi test de la pasión respondiendo las siguientes preguntas. Responde sincera y detalladamente cada una de ellas. No pongas límites a tus respuestas (tiempo, dinero y compromisos), ya que no cuentan para nada a efectos de este ejercicio. Tienes rienda suelta para hacer o decir exactamente lo que te plazca. Anota cada respuesta en un papel. Tal vez resulte que tengas más de una respuesta para cada pregunta. No pasa nada. Anota hasta tres respuestas cada vez si quieres. Para la última pregunta, puedes dar tantas respuestas como quieras.

- *¿Qué te alegra el corazón?*

¿Hay algo que te haga sentir el cosquilleo de la alegría por todo el cuerpo? ¿Que hace que tu corazón quiera salírsete del pecho y se te ilumine la cara? Estoy totalmente convencido de que la felicidad y la pasión van de la mano. Ambas aumentan tu resonancia a una frecuencia más alta, lo que hace que cada célula de tu cuerpo rebose de ilusión. Para mí, es el momento en que veo salir el sol por la cima de una colina o el oleaje del mar, o la expresión en la cara de la gente cuando veo que ha conectado conmigo y está a punto de transformar su vida, o la energía de la sala llena de gente cuya vida está cambiando justo delante de mí.

- *¿Qué actividades te salen de forma natural, como si hubieras nacido para hacerlas?*

Para algunas personas, podría ser tocar el piano o el violín, o cantar, cuando el sonido que sale de ti (ya sea a través de tus dedos o de tu voz) es puro, natural y fácil, y aun así, te llena a ti y a todo el mundo que te oye de alegría. Pero no tiene por qué ser algo artístico. Quizá seas un corredor de larga distancia, un gimnasta, una madre o un profesor innato, o quizá seas un anecdotista innato. Procura pensar en cosas que sabes que algunas personas encuentran espantosas, difíciles o preocupantes, pero que a ti te resultan fáciles.

Cuando crecía, para mí era la gimnasia. Recuerdo trabajar (y jugar) horas y horas practicándola, y encontrar siempre nuevos movimientos y acrobacias arriesgadas, crear rutinas con música. La gimnasia siempre ha sido para mí creativa, divertida, vigorizante. Es mi pasión.

- *¿Qué no te cansarías nunca de hacer?*

A menudo es algo muy creativo que cambia o se transforma cada vez que lo haces o descubres algo nuevo. Por ejemplo, tu pasión podría ser un tema sobre el que podrías leer un montón de libros y seguir teniendo ganas de aprender más, o algo que creas una vez (un cuadro, una fotografía, una escultura, una receta concreta) y quieres volver a crear una y otra vez para refinarlo hasta alcanzar la maestría, sin cansarte jamás de intentarlo. Es lo que hace que el tiempo se te pase volando y que, antes de darte cuenta, lleves horas haciéndolo y podrías seguir haciendo más.

- *¿Qué harías gratis?*

Es una pregunta interesante, porque a menudo lo que haríamos gratis es bastante distinto de lo que hemos elegido hacer profesionalmente. Pero ¿y si pudieras aunar ambas cosas? ¿No sería increíble la vida entonces? Tal vez elegirías pasarte el día enseñando a los niños, o ayudando a personas menos afortunadas que tú, construyendo casas, decorando casas, pescando, patinando sobre hielo, actuando, cantando o pintando. Sea lo que sea, esta pregunta es clave porque creo que hay trabajos que corresponden a los «ojalá pudiera pasarme los días...» de la mayoría de gente. Hablaremos más de ello en breve.

- *En tu lecho de muerte, ¿qué actividad o experiencia no querrías añadir a la frase «ojalá hubiera intentado...»?*

Si vivieras una vida plena (una vida sin límites, con infinitas posibilidades, una vida en la que, cada vez que normalmente dudarías o dirías que no a algo nuevo, dijeras sí en cambio), ¿para qué te empoderarían tu fuerza, pasión, determinación y dinamismo?

A partir de ahora, vas a hacer una lista de las experiencias que quieres hacer antes de morir. Tienes toda la vida por delante: aspirar a realizar cada una de las cosas de tu lista te dará un propósito, inspirará tu pasión y te ayudará a seguir mirando hacia delante y a vivir por siempre joven.

Repasa las listas que has hecho como respuesta a mis preguntas. ¿Ves cualquier parecido o resonancia entre ellas? ¿Hay algo en común? ¿Existen pautas en la clase de cosas que has elegido? ¿Existen armonías? Si puedes, agrupa algunas de tus respuestas (no importa si no hay agrupaciones; se trata solo de ordenar las cosas para que veas con claridad lo que quieres). Ahora que tienes tus listas, ya sabes lo que realmente te inspira, te incita, te motiva. Ha llegado el momento de incorporar más de estas cosas a tu vida.

LA PASIÓN Y TU FRECUENCIA

Creo que todas las células de tu cuerpo vibran a una frecuencia determinada. Hay una frecuencia relajada para las personas sanas, felices y resueltas, que puedes conocer y controlar por lo bien que te sientas siempre en general. Sin embargo, cuando pregunto a la gente por sus pasiones, su optimismo aflora a la superficie y sus niveles de energía aumentan claramente. Cuanta más de esta energía podamos aprovechar, más podremos crear en la vida. Esto demuestra lo importante que es identificar y valorar lo que nos hace estar muy comprometidos emocionalmente. La pasión aumenta tu voltaje, lo que a su vez favorece que tu sistema inmunitario te proteja de dolencias y enfermedades. Las vibraciones y la energía son más altas cuando la gente siente la emoción del amor. Imagina lo que podría pasar con tu longevidad si combinas tu pasión con el amor.

Cuando dejas de prestar atención a tu voz interior negativa o tu pesimismo y te concentras en perseguir tu pasión, automáticamente ofreces a tus células la oportunidad de vibrar a una frecuencia más alta. Eso significa que empiezas a vivir tu vida en un estado fundamentalmente positivo, incluso a nivel celular. De esta forma, el potencial de bienestar te acompaña hasta la vejez.

CREAR ESPACIO PARA TU PASIÓN

Imagina un mundo en el que todos nos despertáramos e hiciéramos exactamente lo que nos alegra el corazón. ¡Qué hermoso sería el mundo! A mi entender, el mundo perfecto es aquel en el que tu pasión pasa a ser tu vida diaria; tu trabajo deja de ser lo que haces para ganar dinero y pasa a satisfacer por lo menos algunos elementos de tu pasión. El trabajo jamás tendría que ser una lata, tendría que ser un privilegio que pudieras experimentar. Algo que te hiciera agradecer levantarte cada mañana.

Encuentra las herramientas, adquiere las aptitudes, encuentra formas de avanzar. Podrías hacer todas estas cosas, o algunas de ellas, si dejas que tu pasión llene tu conciencia.

Bueno, no soy tan poco realista como para pensar que todo el mundo puede dejar su empleo, arriesgar su hipoteca, dejar que sus hijos se busquen la vida y abandonar todas las comodidades para poder seguir sus pasiones. Naturalmente, todos tenemos responsabilidades, pero imagina que pudieras identificar tu pasión o tus pasiones y trasladar elementos de ellas a lo que haces para ganarte la vida, o encontrar formas de realizarlas fuera de tu vida laboral. Pongamos por caso que ves que te apasiona la música, la comida o el baile. Monta una orquesta en tu escuela o invita a los demás progenitores a unirse a una banda que quede los sábados para pasar una hora improvisando con los instrumentos que haya. Si quieres cocinar, monta un tenderete en un mercado navideño para vender encurtidos, mermeladas o caldo casero, celebra una cena una vez al mes y trátala como si fuera una noche en un restaurante, inspírate en una tendencia culinaria y crea un plato que nutra bien a quien se lo ofrezcas, no solo en términos de ingredientes, sino a través del amor y la *pasión* que usaste para crearlo. Si quieres bailar, ¡baila! Únete a un grupo local de salsa, aprende bailes de salón o, simplemente, pásate una hora al día con la música alta para marcarte unos pasos. Saca tiempo para incorporar tus pasiones a tu vida. Tienes tiempo, te lo prometo. Solo tienes que decidir que tu pasión es una prioridad.

Las decisiones que tomamos sobre cómo pasar nuestro tiempo están determinadas por lo que valoramos más. Si quieres hacer un cambio en tu vida y hacer sitio para alimentar tu pasión, solo tienes que relacionarla con lo que más valoras. Por ejemplo, si lo que más valoras es tu familia y tu mayor pasión es navegar, lleva a tus hijos a un curso de vela durante las vacaciones (no tienes que alquilar un yate; empieza con pequeños veleros en un lago para que podáis aprender, reír y amar juntos). O, si le das más importancia al tiempo que dedicas a la meditación y tu pasión es el baile, aprende meditación en movimiento o la danza de los derviches giróvagos, o dedica tu atención plena a los pasos de baile.

Deja de decir «debería» y empieza a decir «tengo que» en relación con tus pasiones. Si no puedes combinar tus pasiones con tu trabajo, programa tiempo para perseguirlas: inclúyelas en tu agenda o tu calendario y priorízalas. Tus pasiones tienen que pasar a ser no negociables.

En mi caso, priorizo la autoestima a todo lo demás, pero mi pasión es pasar todo el tiempo posible con mi familia. Aunque la autoestima es algo que ahora practico todos los días, también paso tiempo en retiros, solo, para reconectarme conmigo mismo y darme el tiempo que necesito para resonar con tonos vibracionales puros. Pero ¿por qué iba a pasar tiempo en un retiro, solo o con mi pareja, cuidando de mí mismo sin mi familia, si mi pasión es la búsqueda de la grandeza en mi compromiso con mi familia? Yo lo veo así: cada vez que cuido de mí mismo me vuelvo mejor persona, una persona más positiva y conectada. Entonces, cuando estoy con mi familia, soy la mejor versión de mí mismo posible, y esa positividad resuena entre todos nosotros, elevando la frecuencia vibracional de nuestras reuniones familiares.

Puedes lograr cualquier cosa en la que creas. Lo más importante, pues, es creer, y una vez que crees, es.

Guy Obolensky – inventor y empresario

¿CUÁL ES EL PROPÓSITO DE TU VIDA?

Has identificado tus pasiones y has aprendido a hacerles sitio. Pero al principio de este capítulo identificamos que, para poder vivir con una autoconfianza total, nuestra vida necesita también un propósito. Es posible que alguien con una profunda creencia religiosa relacione su propósito con servir a su Dios. Los médicos, los enfermeros y demás personal sanitario podrían asociar su propósito con prolongar y salvar vidas. Los trabajadores y los voluntarios de organizaciones benéficas pueden considerar que su propósito en la vida es ayudar a los necesitados. Muchas personas pensarán que su propósito es acumular riquezas para legárselas a sus hijos. Quizá nuestro principal propósito sea, simplemente, garantizar la supervivencia de nuestra especie. Mi propósito, tal como lo veo en este momento de mi vida, es dar a conocer cómo mantener nuestro cuerpo y nuestra mente lo más sanos posible a la vez que ayudo a la gente a hacer realidad sus sueños. Puede que no hayas averiguado todavía cuál es tu propósito; no pasa absolutamente nada. Sinceramente, puede que nunca encuentres, o puedas expresar o definir, el propósito de tu vida, porque varía en distintas fases de la vida, como los capítulos de un libro.

¿Y si tu propósito fuera asegurarte de que tu cuerpo te sirva a lo largo de tu vida? ¿Y si aprendieras a aprovechar la energía para crear lo que deseas? ¿Y si pudieras aprender a reaccionar a la vida con un amor poderoso, de modo que siempre vivas el momento presente siendo la mejor versión de ti mismo? Todos podemos vivir *con un* y *a* propósito, siendo la mejor versión de nosotros mismos con una vitalidad que nos mantiene jóvenes y es contagiosa. Como dijo Confucio: «Elige un trabajo que ames y no tendrás que trabajar un solo día en tu vida».

Tu propósito como una base de piedras

Un profesor de filosofía estaba un día ante sus alumnos. Cuando empezó la clase, tomó en silencio un gran tarro vacío y empezó a llenarlo con piedras de unos 5 centímetros de diámetro. Preguntó entonces a sus alumnos si el tarro estaba lleno. Todos coincidieron en que sí.

El profesor tomó entonces una caja con pequeños guijarros y los vertió en el tarro. Agitó ligeramente el tarro. Los guijarros, por supuesto, se deslizaron hacia los espacios vacíos entre las piedras. Los alumnos rieron. «Está lleno ahora el tarro?», preguntó el profesor. «Sí», respondieron. El profesor tomó una caja de arena y la vertió en el tarro. Naturalmente, la arena llenó todo lo demás.

«Ahora quiero que supongáis que esta es vuestra vida —dijo el profesor—. Las piedras son las cosas importantes: vuestra familia, vuestra pareja y vuestra salud. Son todo lo que es tan importante para vosotros que, si las perdierais, estaríais prácticamente destruidos. Los guijarros son las demás cosas que os importan, como vuestro trabajo, vuestra casa y vuestro coche. La arena es todo lo demás, las pequeñas cosas. Si ponéis primero la arena en el tarro, no queda espacio para los guijarros y las piedras. Lo mismo pasa con vuestra vida. Si dedicáis toda vuestra energía y vuestro tiempo a las pequeñas cosas, jamás tendréis sitio para las cosas que son verdaderamente importantes para vosotros».

Y prosiguió: «Prestad atención a las cosas que son fundamentales para vuestra felicidad. Jugad con vuestros hijos. Sacad tiempo para haceros revisiones médicas. Llevad a bailar a vuestra mujer. Siempre habrá tiempo para ir a trabajar, limpiar la casa y arreglar el triturador de basura. Encargaos primero de las piedras, las cosas que realmente importan. Estableced vuestras prioridades. Lo demás es solo arena».

¿Qué conclusión podemos extraer? Yo creo que nos está diciendo que el propósito de nuestra vida está definido por las cosas (y las personas) que son más importantes en nuestra vida. Así que, la próxima vez que estés estresado por llegar cinco minutos tarde a una reunión porque hay mucho tráfico o quieras hacer trizas una hoja de papel porque la impresora se ha estropeado, pon las cosas en perspectiva. ¿Ha enfermado algún miembro de tu familia? ¿Acaban de decirte que tienes una enfermedad grave? ¿Has perdido a tu pareja? No, no y no. Si dejas que los granos de arena de tu vida afecten negativamente a tu energía, a tu vibración, no estás forjando tu vida de acuerdo con su objetivo principal (llenarla de piedras) En lugar de eso, estás dejando que los granos de arena afecten negativamente a tu salud y (como es probable que no sea demasiado divertido estar contigo) a tus relaciones.

Es una historia real...

Me encanta lo que le pasa a la gente cuando ha experimentado cómo le hace sentir vivir por siempre joven. Una vez trabajé con una mujer de una productora cinematográfica que tenía problemas con un documental que estaba preparando. Al aprender a creer en sí misma y a brillar, emprendió un nuevo camino en la vida y finalizó su película de un modo muy distinto, con un punto de vista diferente, porque tenía una nueva claridad y estaba concentrada en servirse a sí misma y en servir a los demás al nivel más alto. Su nueva confianza le permitió cerrar todos los acuerdos empresariales necesarios para que la película fuera un éxito. Su documental ha ganado premios en todo el mundo y ella resplandece, simplemente, permitiéndose brillar dondequiera que va. En la actualidad vive con el equilibrio y la felicidad que todos merecemos.

ESCRIBIR UNA DECLARACIÓN DE PROPÓSITOS

Bueno, ahora que hemos establecido que la familia, la salud y la pareja son las piedras de tu vida, ¿cómo podemos traducir eso en una declaración de propósitos que resuma la esencia de por qué deberíamos creer en nuestra vida?

En un ensayo, discurso o tesis, una declaración de propósitos expone los objetivos del trabajo. Los resume en una sola frase o un breve párrafo para que el lector o el público sepa exactamente dónde pretende llevarlo el escritor o el conferenciante. Si puedes hacer esto para tu vida, a partir de la necesidad de priorizar las «piedras» de tu vida, tendrás inmediatamente algo tangible y directo a lo que aspirar.

Pruébalo ahora: escribe una declaración de propósitos*

Ha llegado el momento de intentar escribir tu propia declaración de propósitos según esos criterios, así que toma papel y bolígrafo, y manos a la obra… Te incluyo unos buenos consejos:

- haz que sea creíble;
- haz que sea personal;
- haz que sea factible;
- haz que sea divertida;
- haz que sea sincera;
- haz que sea agradable.

Puede ser tan corta o tan larga como quieras; después de todo, es algo personal, pero entre 100 y 200 palabras suele ser una buena longitud. Anota tus ideas lo más rápido que puedas para intentar que sea algo instintivo. Siempre podrás pulir después este primer borrador. Una vez lo hayas escrito, mira los consejos anteriores y mira si cumple esos criterios. Y comprueba regularmente tu declaración de propósitos para recordarla y volver a comprometerte con ella a lo largo de tu proceso.

Recuerda, encontrar tu propósito es una forma de conferir un verdadero sentido a tu vida con una dirección clara. Se trata de creer que lo que te has propuesto es digno de ti y verosímil para ti, que es auténtico.

Mi declaración de propósitos es algo así: «El propósito de mi vida es nutrir mi salud y energía ingiriendo alimentos que son buenos para mi cuerpo, practicando ejercicios que me ayudan a mantenerme en forma, flexible y fuerte, y protegiendo mi bienestar emocional, mental y psicológico conectando con mis pensamientos y sentimientos interiores y haciéndolos resonar a una frecuencia lo más alta posible. Es nutrir a mi familia a través de la amabilidad, el respeto, la consideración y la conexión, sin dejar nunca de valorarla, poniéndome en contacto con mi familia inmediata por lo menos un par de veces a la semana y con mi familia extendida una vez al mes, asegurándome de que sabe que estoy siempre ahí si me necesita. Es darme abierta y generosamente a mi relación, abriendo mi corazón, liberando los celos y la ansiedad, y dejando que el amor resuene entre nosotros sin desconfianza o inseguridad. Es dar a mi pareja la libertad de ser ella misma para que se sienta de verdad y naturalmente conectada con nuestro vínculo. Y hacer las cosas divertidas y alegres para poder compartir lo que estoy aprendiendo para ayudar a la gente a cambiar en todo el mundo».

EL MAGNETISMO DE LA CONFIANZA

Vivir tu pasión con propósito ilumina tu interior, y todo el mundo que entra en contacto contigo puede notar esa luz. Cuando vives tu propósito, sientes en tu interior el deseo de salir y *hacerlo* (ya no te quedas sentado en casa pensando en lo que preferirías estar haciendo, sino que lo *haces*), y eso te conecta de forma natural con los demás emocional, física y espiritualmente.

Vivir tu vida con pasión y propósito, y lleno de autoconfianza, no es una experiencia en solitario. Es contagioso e inspirador. En general he observado que las personas con las que trabajo y se dedican a su pasión diariamente son menos propensas a enfermar, tienen más vitalidad y son, por lo general, más felices. Creo que todos tenemos un propósito en la vida. Que lo vivamos o no es otra cosa. Pero, una vez que empezamos a vivirlo, la salud y el bienestar llegan de modo natural. Es como si de repente tuvieras la sensación de que tienes una confianza clara y poderosa en la vida que se extiende automáticamente a vivir más años, más joven y con más vitalidad. La gente te identificará como alguien auténtico, sincero, y se sentirá atraída de modo natural por tu magnetismo. Es divertido estar con personas que creen en sí mismas: actúan con seguridad y abiertamente, y los demás quieren compartir esa energía, lo que a su vez genera más conexión, más positividad y más resonancia. Y eso significa más longevidad.

YA PUEDES CREER

Creer en ti mismo es una actitud, creer en ti mismo es una elección. La percepción que tiene de sí misma entorpece y abruma a la mayoría de personas. Entonces, cada encuentro y experiencia corre el riesgo de ser pesado e incómodo en lugar de estar lleno de alegría y positividad. Pero si sigues el consejo expuesto en este capítulo para identificar tus pasiones y definir tu propósito, e incorporarlos después a tu vida de modo que puedas vivir verdaderamente de acuerdo con ellos, tu vida adquiere autenticidad: cada momento tiene sentido y te estás dirigiendo hacia un objetivo que es realmente valioso para ti. Es entonces cuando, aunque desconozcas el propósito de tu vida en sí, lo sientes y has hecho que cada momento cuente, cuando empiezas a creer en ti mismo y en la energía del mundo.

Con esa confianza lucharás por seguir adelante, y de esta forma la vida se extenderá ante ti, más longeva y más realizada.

LAS 10 MEJORES IDEAS PARA VIVIR POR SIEMPRE JOVEN: CREE

- Identifica tus pasiones. ¿Cuáles son los pasatiempos, las actividades, las experiencias, los eventos y las relaciones que te alegran el corazón?
- Identifica tu propósito, a corto y a largo plazo, y escribe una declaración de propósitos. Si todavía no logras encontrar tu propósito, no te preocupes; si vives de acuerdo con tus pasiones, con el tiempo tu propósito se revelará solo.
- Cree en el potencial de grandeza que tienes en tu interior, y proponte ser grande.
- Reconoce cuando algo te entusiasma. ¿Podría ser una pasión?
- Reconoce que la mejora procede del interior. Solo tú puedes hacer que las cosas sean mejores, más auténticas, más vigorizantes y más alegres.
- Deja de dudar de ti mismo; no te sirve y te refrena. Piensa en cambio que, si te magullas una rodilla, no solo sana la parte superficial de tu piel, sino también la profunda. Cree siempre en tu capacidad de autosanación.
- Sigue haciendo que tu voz interior sea positiva. Eso eleva tu frecuencia y hace que tu cuerpo vibre con energía positiva.
- Aspira siempre a la máxima bondad de tus actos. Piensa en los efectos dominó de tu vida.
- Encárgate primero de las cosas importantes. No te preocupes por los pequeños guijarros hasta que te hayas encargado de las piedras, ni de la arena hasta que te hayas ocupado de los pequeños guijarros.
- Cree que posees en tu interior todo lo que necesitas para crearlo todo y más en tu vida.

TE TOCA

Ahora que has leído la mayor parte de este capítulo, ha llegado el momento de que decidas cómo vas a hacer *tuyos* exactamente los secretos de creer integrándolos en tu vida diaria. Así que…

◆ Cierra el libro y piensa en las formas en las que te verías más capaz y te apetecería más empezar a llevar a la práctica las sugerencias de este capítulo, o cualquier otra idea que tengas relacionada con la confianza.

◆ Toma después un bolígrafo y una libreta o un pedazo de papel y escribe las tres, cuatro o cinco de estas formas que realmente te apetecería más comprometerte a hacer, y que crees que no solo te serán realmente útiles, sino que también son factibles y sostenibles. Podrías comprometerte, por ejemplo, a concentrarte todas las mañanas, antes de levantarte, en creer que estás listo para vivir el mejor día de tu vida; a pegar notitas por tu casa en los sitios adecuados para recordarte los grandes dones que puedes compartir con el mundo, o a compartir una pasión secreta con un amigo o ser querido y observar cómo se anima al conectar con tu energía, entusiasmo y confianza en ti mismo.

◆ Si la idea de tres, cuatro o cinco cosas te abruma, empieza con solo una: la mejor forma de avanzar es yendo pasito a pasito, y si sigues con lo que empezaste, pronto ganarás impulso y querrás, y podrás, hacer más.

◆ Si necesitas un poco de ayuda y de ánimo para adentrarte en esta zona de toma de decisiones, prueba la técnica de «Absorto en la música» de la página 24 para ponerte en marcha.

◆ A continuación léete a ti mismo en voz alta las iniciativas que has incluido en tu lista y comprométete con el modo, el momento y el lugar en que vas a empezar a llevarlas a la práctica (como esta semana, o incluso *hoy* si es posible). Escribe, si quieres, estos detalles prácticos bajo las iniciativas si crees que eso te ayudará a seguirlas…

♦ Utiliza ahora esta lista como guía personal para mejorar la sección «Cree» de tu rueda del equilibrio vital, y recupera la lista cada vez que necesites revisarla o añadirle algo…

¿DÓNDE ESTÁS AHORA? (2.ª PARTE)

Una vez que hayas utilizado la anterior lista de iniciativas durante un mes aproximadamente, habrá llegado el momento de evaluar cómo van las cosas. ¿Recuerdas la lista de frases que puntuaste al comienzo de este capítulo? Pues bien, léelas y puntúalas de nuevo. (Las he relacionado a continuación para que no tengas que buscarlas.)

Por favor, puntúa en una escala del 1 al 10 las siguientes cuestiones relacionadas con creer, siendo 1 «nada cierto en mi caso» y 10 «totalmente cierto en mi caso».

♦ Creo en mí a la hora de seguir siempre el camino correcto, incluso cuando hay desafíos que intentan impedírmelo.

♦ Tengo muy claro mi propósito en la vida, y tomo decisiones coherentes con él.

♦ Sé lo que me apasiona y me aseguro de que mi estilo de vida (en términos de trabajo, pasatiempos y aventuras) refleje mis pasiones.

♦ Sé que mi mente posee una gran influencia sobre mi bienestar, y tomo medidas para asegurarme de que mis pensamientos me sirvan.

◆ Dedico tiempo todos los días a hacer actividades que me alegren el corazón.

Tu objetivo es lograr una puntuación igual o superior a 40: una cifra superior al 80% que demuestra que dominas este secreto y que lo estás usando realmente para ayudarte a vivir por siempre joven. Pero sigue esforzándote, y haz todo lo que puedas para evitar caer en la autocomplacencia y recuperar malos hábitos.

Si estas poniendo en práctica las mejores ideas y llevando a cabo las iniciativas/técnicas que incluiste en tu lista, espero que tu puntuación haya mejorado desde la primera vez que la hiciste.

Si no has llegado del todo donde quieres, vuelve al apartado «Te toca» para revisar tus iniciativas clave y asegurarte de que te siguen pareciendo relevantes (en la página 24 encontrarás más consejos sobre cómo revisar y reevaluar tus objetivos).

Cuando hayas estado practicando tus nuevas técnicas de la sección «Cree» durante cierto tiempo, no olvides revisar en algún momento tu rueda del equilibrio vital (p. 25) para hacer un seguimiento de tus progresos sobre cómo te sientes con respecto a este ámbito de tu vida. Esto te ayudará a reconocer tus logros y a seguir haciendo nuevos progresos. ¡Cuanto más sombreado está cada gajo, mayores son los pasos que estás dando en el camino hacia vivir por siempre joven!

SECRETO 8: APRENDE

Todos los días se aprende. Cada vez que tienes una conversación con un amigo, aprendes nuevos pensamientos e ideas, detalles y matices. Cada vez que te enfrentas a un desafío en tu trabajo, tus relaciones o la crianza de tus hijos, aprendes formas de superar esos desafíos, y a menudo aprendes cosas sobre ti mismo, sobre los demás, sobre tus capacidades y sobre tus puntos fuertes y débiles. Cada vez que lees un periódico o ves las noticias, estás aprendiendo algo nuevo sobre el mundo. Cada vez que escribes un correo electrónico o una carta, o que explicas algo a tus hijos o a un amigo, estás aprendiendo formas de expresarte. Todo es un aprendizaje. Este capítulo versa sobre la importancia de aprender de un sinfín de formas a partir de tus experiencias y tus pasatiempos para mantener tu mente por siempre joven.

Estimular tu mente es también nutrir tu cuerpo. Como vimos en la Introducción de este libro, la mente, el cuerpo y el espíritu están íntimamente relacionados. En este capítulo, veremos cómo nutrir tu mente contribuye a hacer que te sientas y seas joven, mucho más allá de la idea de «vejez». Veremos formas de mantener tu mente estimulada y fresca, y tácticas y ejercicios que te llevarán a ampliar y aumentar tu capacidad mental para que tu pensamiento sea fluido, equilibrado, creativo y vigoroso. Veremos cómo una energía mental positiva evita la aparición de enfermedades mentales como la depresión e in-

cluso la demencia, y cómo eso nos mantiene también físicamente activos al proporcionarnos una alegría general por la
vida.

Pero, antes de empezar, veamos dónde estás ahora mismo
en lo que a tu aprendizaje se refiere.

¿DÓNDE ESTÁS AHORA? (1.ª PARTE)

Por favor, puntúa en una escala del 1 al 10 las siguientes cuestiones relacionadas con el aprendizaje, siendo 1 «nada cierto en mi
caso» y 10 «totalmente cierto en mi caso». Anota tu puntuación.
Más adelante, cuando hayas finalizado este capítulo y hayas empezado a poner en práctica sus consejos, plantéate de nuevo estas cuestiones.

* He descubierto cuáles son para mí las mejores formas de
  aprender: escuchar, leer, observar o experimentar.
* Estimulo diariamente mi mente con desafíos y experiencias
  que me ayudan a aprender más sobre mí mismo y sobre
  quienes me rodean.
* Aprendo más sobre mí mismo esforzándome cada día hasta
  los límites de mi zona de confort.
* Comparto mis experiencias con los demás y disfruto escuchando lo que los demás cuentan.
* Tengo sed de conocimientos; investigo y cuestiono cada cosa
  nueva que aprendo hasta entenderla del todo.

LA NECESIDAD DE APRENDER

Es probable que te preguntes cómo diablos mi búsqueda de conocimientos tiene algo que ver con mi pasión por la longevidad, la salud y la felicidad. Es sencillo: como dije al principio de este capítulo, estimular tu mente es nutrir tu cuerpo. Parte del dinero mejor gastado en mi vida ha sido el que he dedicado a formarme.

Esta relación entre el estado de nuestra mente y la salud de nuestro cuerpo es para mí tan obvia ahora que casi me parece *demasiado* obvia como para que precise ser explicada. Sin embargo, sé que hubo un tiempo en el que no veía la relación y tuve que ir dando poco a poco con la información para ver la verdad. Espero que, si estás donde yo estaba entonces, pueda hacer que el proceso de comprensión sea más rápido para ti.

Las técnicas de bienestar mente-cuerpo orientales (como el yoga y el taichí) se inspiran en las poderosas formas en que tu cuerpo, tus pensamientos, tus emociones y tu conducta se afectan directamente entre sí. Si has practicado la respiración yóguica llamada *pranayama* del Secreto 1: Respira, ya habrás descubierto lo estrechamente relacionado que está el estado de tu mente con el estado de tu cuerpo. Durante la respiración expansiva controlada habrás observado que tu circulación se vuelve rítmica, tus pulmones absorben oxígeno a plena capacidad y, a la vez, tu mente se queda tranquila, serena, calmada y, aun así, muy alerta. Si has sentido esta armonía entre la relajación de tu mente y tu cuerpo, has sentido la conexión mente-cuerpo.

Curiosamente, no solo las ancestrales prácticas orientales plantean los beneficios para la salud de nutrir la mente. También los antiguos griegos creían en la unidad de nuestra mente y nuestro cuerpo. Planteaban como hipótesis que la forma física era una manifestación de una mente en forma, y que una mente en forma conllevaba un cuerpo que se esfuerza por estar más en forma. En sus escritos, el antiguo filósofo griego Platón recalcaba la importancia del ejercicio físico para desarrollar la mente. Su ideal era la armoniosa perfección del cuerpo, la mente y la psique.

A partir de todas esas enseñanzas ancestrales, orientales y occidentales, y de mi experiencia, creo que mantener tu mente flexible, preparada para los desafíos y creativa no solo te mantendrá mentalmente joven y capaz, sino también físicamente joven y capaz.

LOS AÑOS EN TU MENTE

Tu cerebro empezó a formarse dentro del útero de tu madre apenas 16 días después de ser concebido. Asombroso, ¿no? Durante las siguientes semanas, ese incipiente cerebro inicial giró sobre sí mismo, pasó a ser tubular (lo llamamos tubo neural) y empezó a controlar la función del crecimiento fetal. Cuando el feto alcanza las ocho semanas, existen suficientes neuronas (células nerviosas) y sinapsis (potentes puertos de comunicación) por todo el cuerpecito del bebé que transmiten mensajes para controlar el movimiento y la división celular. Increíble.

Tras el nacimiento, en los primeros tres años de vida, el cerebro se desarrolla con mayor rapidez que nunca. De hecho, a los tres años, el cerebro de un bebé pesa tres veces más que al nacer. Ello se debe a que esta es la época de la vida en la que aprendemos más que nunca: todo es nuevo, desde la forma de la cara de nuestra madre o el olor de su leche hasta las imágenes, los sonidos y los olores que nos rodean en cada momento. Cuando recibimos nueva información, el cerebro y el sistema nervioso forman nuevas neuronas y nuevos caminos entre las neuronas hasta que, a los tres años, tenemos 1.000 billones de estas conexiones.

El cerebro y el sistema nervioso son tan inteligentes que a lo largo de nuestra vida reforman constantemente las conexiones, relacionando entre sí experiencias y recuerdos para crear una red de una complejidad inconmensurable, y aun así, utilizan aparentemente solo un 10% de la capacidad total de nuestro cerebro. Increíble. ¡Imagina lo que sería posible si pudiéramos aprovechar la capacidad del 90% restante!

A menudo oímos decir que el cerebro de los niños es como una esponja porque parecen absorber la información fácilmente, sin esfuerzo. También suelen aprender con alegría y con asombro. Creo que existe una relación entre ambas cosas. Si tratamos el mundo con asombro y alegría, como si lo viéramos a través de los ojos de un niño, el aprendizaje se convierte en algo festivo, lo que abre nuestra mente a nuevas experiencias. En mi caso, la información que anhelo y que me encanta aprender se me queda grabada.

Lo que me lleva a hablar de lo que nos pasa con la edad. Pienso en el cerebro como si pasara por una fase de petrificación en la edad adulta. Empieza a costarle el aprendizaje, cada vez es más difícil retener las cosas, hay más interferencias y más distracciones. La vida, para muchos, empieza a perder su capacidad de asombrar. Con la aparición de la responsabilidad llega el estrés, la duda y el miedo. Eso no significa que dejemos de tener la capacidad de aprender a lo largo de nuestra edad adulta. ¡Creo que la tenemos! Y eso es lo que quiero devolverte.

A nivel práctico, aprendemos a medida que progresamos en nuestras carreras profesionales o adquirimos experiencia en dinámicas familiares o en comunicarnos con los demás al conocer nuevos amigos, colegas y parejas a lo largo de nuestra vida. Pero las preguntas que tenemos que hacernos son: ¿nos sigue gustando aprender? ¿Seguimos tratando el mundo con asombro? ¿Contribuye el aprendizaje a nuestro bienestar mental, físico y emocional? ¿Nos ayuda a vivir por siempre jóvenes?

Si para ti la respuesta a alguna de estas preguntas es no, sigue leyendo.

Tu memoria

Contrariamente a lo que se cree, la mala memoria no es inevitable. Aunque muchos pensamos que poco a poco nos va costando cada vez más recordar las cosas y que la pérdida de memoria es un signo irreversible de la edad, en realidad es más bien una cuestión de capas. Cuantas más capas de estrés haya sobre los recuerdos (tanto si se trata de datos y cifras como de historia personal), más cuesta encontrar los recuerdos. Pero si sigues ejercitando tu cerebro de formas inspiradoras, creativas y activas, y reduciendo las capas de estrés situadas sobre toda la cantidad de información y aptitudes increíbles y maravillosas que conservas en él, hay motivos de sobra para pensar que tu memoria te será perfectamente útil hasta una edad muy avanzada. De hecho, el cerebro está creando nuevos caminos neuronales sin cesar, conectando y reconectando experiencias y recuerdos mientras tú te ocupas de tu vida diaria. Si un camino permanece inactivo y sin utilizar durante un tiempo, se extingue de modo natural, mientras que se forman otros caminos. Pero si sigues reforzando tus recuerdos y usando los caminos de tu cerebro, estos se mantienen fuertes. Piensa que o los usas, o los pierdes.

Tu capacidad de obtener la información de mejor calidad se sitúa en el momento presente. El momento presente contiene todo el futuro en gestación.

Thom Knoles – Maharishi de meditación védica

MANTENER TU MENTE POR SIEMPRE JOVEN

Hemos hablado antes de la importancia de recuperar parte de tu exuberancia juvenil en tu aprendizaje. Para hacerlo, hay varios pasos por los que me gustaría guiarte. Primero identificaremos qué clase de aprendiz eres, es decir, la forma en que el aprendizaje despierta más tu imaginación. Después veremos formas prácticas que pueden aplicarse a cada tipo de aprendiz para mantener tu cerebro activo y joven.

¿Qué clase de aprendiz eres?

Primero, una definición. El National Institute of Adult Continuing Education (NIACE) Adult Participation Survey (2015) afirma que «aprender puede significar practicar, estudiar o leer sobre algo. También puede significar asistir a clases o a cursos de, diversa naturaleza. Con ello se desarrollan aptitudes, capacidades cognitivas o el conocimiento de algo. El aprendizaje puede llamarse también educación o formación. Puede hacerse regularmente (cada día o mes) o hacerse durante un breve período de tiempo. Puede hacerse a tiempo completo o a tiempo parcial, en casa, en Internet, en el trabajo, en otro sitio como una universidad, o en eventos en directo y retiros, etc. Aprender no tiene que conllevar un título».

Lo fundamental es que puede aprenderse en cualquier sitio, en cualquier momento. No tienes que cambiar tus horarios para ello. No tienes que gastarte una fortuna. Para algunos de vosotros podría ser algo tan sencillo como oír pódcasts o programas radiofónicos de entrevistas a grandes pensadores, políticos o autores; para otros podría consistir en hacer el crucigrama semanal de una publicación. Podría significar ir a sentarse a un parque con un té y una novela histórica. Podría ser aprender los pasos de una rutina de baile en una clase de salsa local. Podría interesarte aprender a tocar la guitarra. Hasta podría ser una cita con tu revista *National Geographic* durante el almuerzo. Para mí, aprender es comprar un puñado de audiolibros que puedo ponerme mientras conduzco o sincronizar en mi iPod cuando estoy haciendo ejercicio divertido. También leo investigaciones sobre salud, forma física y longevidad. ¡Es realmente asombroso cómo mejora mi concentración cuando he ejercitado mi «músculo de la concentración» leyendo algo! Todos aprendemos de forma distinta, y todos tenemos intereses únicos. ¡Averigua cuáles son los tuyos y ve a por ellos!

Desde la década de 1970 ha habido varias hipótesis distintas sobre «estilos de aprendizaje», que básicamente se reducen al hecho de que algunos de nosotros aprendemos con más facilidad de determinada forma que otros. Por ejemplo, un sistema sugiere que las personas se dividen en siete categorías de aprendiz: visual, auditivo, verbal, físico, lógico, social y solitario. Si eres un aprendiz visual, por ejemplo, podrías asimilar más fácilmente los conocimientos si los ves en imágenes (¿eres tal vez la clase de persona que considera los esquemas el método más útil para repasar?) Un aprendiz auditivo capta mejor la información cuando la recibe de forma auditiva, es decir, aprende mejor cuando oye y escucha. A mí me encantan especialmente los audiolibros y, como mencioné antes, a menudo los escucho mientras viajo o hago ejercicio. Resulta que eso me estimula mucho el cerebro. Los aprendices verbales son personas de palabras: aprenden a través de la lectura, el habla y la escritura. Un aprendiz físico usa los sentidos y, especialmente, el sentido del tacto como medio para asimilar información, o puede aprender mejor mientras se mueve. El razonamiento y el debate funcionan para alguien que sea un aprendiz lógico, mientras que es más probable que un aprendiz social disfrute del trabajo en grupo y un aprendiz solitario prefiera estudiar solo.

Todo esto me parece muy formal, y sé que la educación formal (¡incluido el colegio!) no le va bien a todo el mundo. Cuando digo que creo que hay que usar el cerebro para vivir por siempre joven, no me refiero a que haya llegado el momento de dejar el trabajo y volver a estudiar. Me refiero a que, si puedes identificar cómo te gusta más aprender (y puede que consideres que te incluyes en más de una categoría; en mi caso, yo diría que prefiero el aprendizaje auditivo y el físico), puedes intentar estimular tu cerebro de esa forma en tu vida diaria. Veamos a continuación unas cuantas formas creativas e inspiradoras de mantener activo el cerebro para cada tipo de aprendiz.

Aprendices visuales: pinta, dibuja, visita una galería

El arte japonés de la caligrafía es una forma de meditación (llamada *shodo*). El calígrafo concentra totalmente la mente en cada pincelada, lo que conlleva una sensación de calma alerta, a la vez que se sumerge conscientemente en la actividad de pintar. Si eres un aprendiz visual, podría decirse que dedicarte a una práctica que fomenta tu creatividad a la vez que relaja también tu mente y amplía tu aprendizaje (tu destreza creativa) es la combinación ideal.

También puedes dedicar tiempo cada semana a visitar una galería o tienda de arte. Busca itinerarios artísticos en tu periódico local. Cada vez que mires un cuadro, examínalo de verdad: fíjate en las pinceladas, en los matices de significado de las imágenes (qué te dice el cielo, la expresión de las caras, las posturas, etcétera; ¿ves algún simbolismo?) Mientras estás pensando en lo que estás haciendo, estás totalmente absorto en una tarea, lo que significa que estás aprendiendo.

Aprendices auditivos: canta, improvisa musicalmente y escucha

Creo que no hay nada más liberador que poner fuerte la música, cantar y bailar como un loco. Lo vimos en el Secreto 2: Muévete. Pero esta vez, vamos a convertir la música en un medio para aprender, para extender tus caminos neuronales en nuevas direcciones y para demostrarte a ti mismo que hay una estrella del rock (o de la ópera, o de la orquesta) en ti.

La forma obvia de aprender a través de la música es aprender a tocar un instrumento, o retomar un instrumento que dejaste de tocar de niño. Guitarra, piano, flauta, batería, incluso la vieja flauta dulce; encuentra un instrumento que te guste y empieza a tocarlo. No hace falta que tomes lecciones, tócalo a tu ritmo. Con cada nota, estás creando nuevas conexiones neuronales y estás proporcionando a tu mente un centro de atención que enviará energía a todo tu cuerpo. Al menos, dedica diez minutos al día a tu gloriosa voz. Canta sin reparos.

Pero hay otras formas de aprender y escuchar. Haz como yo y descárgate audiolibros sobre temas que te interesen y escúchalos en los espacios del día: mientras vas a trabajar o a correr, en el gimnasio, al preparar la comida. Eso es lo bueno que tiene la información que te entra por los oídos, puedes conectarte y dejar que las sinapsis empiecen a dispararse.

Aprendices verbales: lleva un diario, escribe una novela, aprende un idioma

¡Existen muchas opciones para un aprendiz verbal! Escribir y hablar sobre temas que despiertan tu imaginación son las formas perfectas de mantener el cerebro activo. A modo de tarea diaria, escribe un diario, tomando nota de las nuevas experiencias, de tus emociones y de tus interacciones. Ten un tarro de los recuerdos: resume cada día en un pedacito de papel tres cosas clave que hayan ocurrido y mételo en un tarro. Al final del año puedes recuperar y leer cada pedazo de papel para consolidar esos recuerdos y mantener así activo tu cerebro. O, si tienes tiempo, escribe tu biografía de capítulo en capítulo, o incluso de párrafo en párrafo, o habla con parientes de edad avanzada y empieza a escribir la suya.

Si tienes tiempo, prueba a aprender un nuevo idioma, o dar una conferencia en tu colegio local sobre tu trabajo o sobre una aventura apasionante que hayas vivido. Ofrécete para contar cuentos en tu guardería local. Los aprendices verbales adquieren mucha agilidad mental con cualquier actividad que implique el uso de palabras, tanto escritas como habladas.

Aprendices físicos: utiliza los sentidos

Un olor o un sonido concretos pueden evocar un recuerdo de una época concreta de tu vida, especialmente si la experiencia se produjo en un momento de una gran carga emotiva, buena o mala. Piensa en las veces en que un recuerdo concreto te haya venido a la cabeza simplemente al oler una fragancia específica o al oír un sonido o una melodía determinados. Los aprendices físicos experimentan el mundo con todos sus sentidos y consolidan el aprendizaje si aprenden cuando estos están activos.

Tus cinco sentidos principales (vista, oído, tacto, olfato y gusto) están poderosamente conectados con tu memoria, y resulta fácil usarlos como medio para activar tu cerebro. Puedes hacerlo cualquier día en cualquier momento. Ahora mismo, por ejemplo. Recorre con la mano la página de este libro. ¿Qué sientes? Sé preciso, ¿qué sientes? Descríbetelo como si se lo estuvieras explicando a un amigo que careciera totalmente del sentido del tacto, y aporta todos los detalles que puedas. Una amiga mía huele siempre las páginas de un libro antes de empezar a leerlo. ¿A qué huelen estas páginas? No pienses simplemente «a papel», intenta describirlo de formas poco corrientes, usando comparaciones inesperadas como hojas de árbol, madera recién cortada, salsa bechamel con una pizca de canela...

Si eres un aprendiz físico (y aunque no lo seas), intenta tratar el mundo con este nivel de asombro, como un niño que descubre algo por primera vez y carece todavía de todo el vocabulario para describirlo, lo que significa hacer comparaciones que pueden parecer raras, pero que, de algún modo, transmiten el mensaje. Utilizar plenamente tus sentidos en tu vida diaria te ayudará a formar recuerdos fuertes y duraderos.

Finalmente, aprendizaje físico podría significar usar tu cuerpo para descubrir algo nuevo. Aprender los pasos de una rutina de baile o los movimientos de una clase de *fitness* activa las partes de tu cerebro implicadas en la coordinación y la memoria, con lo que se establecen puentes y conexiones que no existirían de otro modo. Además, una actividad de aprendizaje físico te sitúa en el momento presente, mientras estás recordando los pasos, estás totalmente centrado en el ahora. Y eso le va bien también a tu espacio mental y a tu espíritu.

Aprendices lógicos: descubre la ciencia

Si eres un aprendiz lógico, busca la inspiración en las ciencias. ¿Puedes ver los patrones de las estrellas? ¿Los de los números? Hay miles de libros con historias fascinantes sobre cómo los científicos llegaron a las conclusiones sobre el significado de la vida que damos por sentadas. O descubre la ciencia en tu hogar. Desmonta algo y vuélvelo a montar (tu bicicleta, tu cepillo de dientes eléctrico, una batidora). Averigua cómo funcionan las cosas. Y no olvides los sudokus, ¡el puzle perfecto para una persona a la que le gustan los números!

Aprendices sociales: comparte con los demás

Cuando me piden que cuente lo que ya sé a los demás, intento describir imágenes, narrar historias e invitar a mi público a compartir experiencias mentales, físicas, emocionales y a veces espirituales conmigo. Cuando es oportuno, invito y animo siempre al público a participar y aportar también sus experiencias. Esos intercambios son muy poderosos.

Siempre me voy de mis presentaciones o mis eventos en directo con muchos más conocimientos y percepciones que cuando llegué. Me encanta aprender de mi público. Piensa lo siguiente: ¿y si pudieras aprender algo nuevo de cada persona con la que te relacionas? ¿Te ayudaría eso a crecer y a dar nueva forma a tu realidad?

¿Cuántas veces oyes un argumento aportado lúcidamente por un comentarista al parecer bien informado y cambias ligeramente, o incluso totalmente, tu opinión sobre los pros y los contras de una situación? ¿Y escuchas después el contraargumento y vuelves a tu primera opinión? A mí me pasa a menudo. Eso no significa que seas indeciso o no estés comprometido. Significa que estás aprendiendo que la verdad es a veces esquiva. Y que, frecuentemente, tienes que hacer muchas preguntas y oír y compartir muchos puntos de vista antes de poder llegar a una conclusión que te sirva al máximo nivel.

Si eres un aprendiz social, ¿cómo incorporas todos esos beneficios a tu vida diaria sin pasarte tiempo yendo a retiros o a conferencias? ¡Hay muchas formas! Monta un grupo de debate en tu casa, únete a un grupo de lectura, queda con amigos para saber qué piensan o para compartir un aprieto, o comenta un tema de interés durante la hora del almuerzo. No rehúyas hablar. Prueba a tratar todas las interacciones sociales como si fueran una oportunidad de aprender algo nuevo sobre el mundo, sobre ti mismo, sobre los demás.

Aprendices solitarios: tómate un momento de tranquilidad

¿Eres un aprendiz solitario? ¡Vaya! ¡Existen muchas oportunidades de estimular tu cerebro y de hacer que las neuronas se conecten de formas personales, ideales para ti! Empecemos con la meditación. Dedicar solamente entre 10 y 15 minutos al día a una contemplación relajada, reflexionando sobre tus pensamientos, aceptándolos y conservándolos o, si no te sirven, deshaciéndote de ellos basta para poder tranquilizar tu mente, consolidar tu aprendizaje y tus recuerdos del día, y nutrir tu espíritu. ¡Hazlo! Saca tiempo cada día solo para ti y tus neuronas.

O dedica tiempo cada día a hacer algo que estimule tu cerebro de modo activo: un crucigrama, un sudoku, llevar un diario, jugar al solitario, pintar (si también eres una persona visual), tejer, hacer repostería, leer un libro sobre el tema que más te apasiona (Secreto 7: Cree). Todas estas cosas son formas de realizar tu aprendizaje y mantener tu mente activa y joven.

APRENDE, Y APRENDE DESPUÉS UN POCO MÁS

Creo que para que aprender signifique verdaderamente algo, para que resuene en todas las células de nuestro cuerpo, además de crear nuevas conexiones en nuestro cerebro, y para ello tenemos que dar con algo que realmente nos interese (podría ser nuestra pasión incluso), tenemos que investigar constantemente de modo que aprendamos, y aprendamos después un poco más.

Intenta evitar decir a alguien, o pensar siquiera: «Eso ya lo sé». Si has tomado esa decisión antes de haber asimilado lo que te han dicho, no has puesto toda tu atención en ello. Cada texto, cada información que te llega podrían aportar otro matiz al significado o una perspectiva nueva que jamás habías visto o te habías planteado antes. Todo se merece tu total atención. En eso consiste simplemente el mindfulness.

Naturalmente, puedes no estar de acuerdo con lo que lees u oyes, ni entenderlo del todo, y eso también está bien. Cuestiónate todo lo que no parezca encajar y sigue cuestionándotelo hasta estar convencido de las respuestas. Todo el tiempo que estés investigando y descubriendo, mantienes tu cerebro funcionando.

Emplea después tus conocimientos de modo creativo. Si te gusta, crea una página web o un blog sobre lo que estás aprendiendo e invita a los demás a hacer comentarios. Ve qué ocurre, qué más aprendes y sigue experimentando. Ser creativo con lo que aprendes, utilizándolo para emprender nuevas actividades y nuevas iniciativas, es en sí mismo vigorizante. Te ayudará a ganar seguridad, lo que aumentará tus ganas de aprender más, de conocer más. Eso es lo que más me gusta de aprender: las posibilidades son infinitas, la energía es ilimitada.

Una mente inquieta es una mente sana. Sigamos, pues, sintiendo interés y curiosidad.

¿DÓNDE PUEDO EMPEZAR?

La próxima vez que estés en la sala de espera del médico o que tengas que esperar 10 minutos a que tus hijos salgan del colegio, convierte ese rato en tiempo de aprendizaje. Saca un libro o una revista, escribe en tu diario, escucha un pódcast, haz un crucigrama, mira un vídeo inspirador en el móvil. Utiliza esas bolsas de tiempo de tu vida que tan a menudo se pierden. Aunque solo cierres los ojos y aprendas a observar y grabar tus pensamientos cuando te cruzan por la cabeza, ya estarás usando sabiamente el tiempo.

YA PUEDES APRENDER

Aprender estimula la mente, lo que mantiene joven la mente, y se aprende de todo, de cada interacción, de cada experiencia, de cada conversación, de cada aventura. Además, se ha demostrado que la agilidad mental (a través de juegos y puzles, y del aprendizaje de nuevos temas o técnicas) evita la aparición de la típica «vejez». Creo que, mientras la mente sea joven y esté activa, el cuerpo sigue siendo joven y estando activo también. Y viceversa. Al reconocer e incorporar conscientemente a tu vida diaria lo que aprendes y cómo lo aprendes, dejarás que este secreto juegue su papel a la hora de ayudarte a vivir por siempre joven.

Finalmente, recuerda siempre la sensación de asombro que tienen los niños cuando aprenden cosas sobre el mundo que los rodea. ¡Sé un niño para seguir mejorando diariamente!

LAS 10 MEJORES IDEAS PARA VIVIR POR SIEMPRE JOVEN: APRENDE

- Piensa en cómo están conectados tu cuerpo y tu mente. Cuando tu mente se siente fuerte, puedes encontrar fuerza en tu cuerpo.

- Dedícate a una nueva afición o retoma una antigua, y descubre (o redescubre) la alegría de mejorar en algo.

- Estimula diariamente tu mente con libros, audios, vídeos o puzles. O encuentra una actividad que siempre se te haya resistido ¡y domínala!

- Relaciona el aprendizaje con tu pasión (página 203) para que aprender se convierta en pura alegría. Piensa en formas de hacer que el aprendizaje sea personal para ti.

- Nunca dejes de aprender. Si la primera certeza de la vida es la muerte, la segunda es que siempre hay algo que aprender del mundo que te rodea.

- Escucha como medio para aprender. Recuerda que todo el mundo que conoces tiene algo que enseñarte. Aprende algo nuevo de cada persona con la que te relaciones, cada día.

- Observa jugar a los niños y aprende de su creatividad y libertad. Intenta recuperar algo de ese espíritu de abandono en tu propia vida y ve qué nuevas verdades revela.

- Aprende de tus errores. Reconócelos, pasa página y sigue adelante sin mirar atrás. La vida consiste en experimentar y aprender, incluso cuando las cosas salen mal.

- Comparte tu aprendizaje; el entusiasmo y la energía del aprendizaje colectivo nos lleva a ser mejores de lo que creíamos que podíamos ser.

- Utiliza los espacios del día como oportunidades para aprender, aunque solo sea aprender a observar tus pensamientos cuando te cruzan por la cabeza.

TE TOCA

Ahora que has leído la mayor parte de este capítulo, ha llegado el momento de que decidas cómo vas a hacer *tuyos* exactamente los secretos de un buen aprendizaje integrándolos en tu vida diaria. Así que…

- Cierra el libro y piensa en las formas en las que te verías más capaz y te apetecería más empezar a llevar a la práctica las sugerencias de este capítulo, o cualquier otra idea que tengas relacionada con el aprendizaje.

- Toma después un bolígrafo y una libreta o un pedazo de papel y escribe las tres, cuatro o cinco de estas formas que realmente te apetecería más comprometerte a hacer, y que crees que no solo te serán realmente útiles, sino que también son factibles y sostenibles. Podrías comprometerte, por ejemplo, a aprender algo nuevo todos los días mientras estás haciendo otra cosa (es decir, en los espacios de tu vida, sin usar tiempo adicional, como por ejemplo, ponerte un pódcast mientras te desplazas en coche o cocinas), o apuntarte a un curso de algo que hace años que querías probar, o intentar convertir algo negativo en positivo concentrándote en un error que cometiste en tu vida y pensando en lo que aprendiste y sacaste de él al seguir adelante.

- Si la idea de tres, cuatro o cinco cosas te abruma, empieza con solo una: la mejor forma de avanzar es yendo pasito a pasito, y si sigues con lo que empezaste, pronto ganarás impulso y querrás, y podrás, hacer más.

- Si necesitas un poco de ayuda y de ánimo para adentrarte en esta zona de toma de decisiones, prueba la técnica de «Absorto en la música» de la página 24 para ponerte en marcha.

- A continuación léete a ti mismo en voz alta las iniciativas que has incluido en tu lista y comprométete interiormente con el modo, el momento y el lugar en que vas a empezar a llevarlas a la práctica (como esta semana, o incluso *hoy* si es posible). Escribe, si quieres, estos detalles prácticos bajo las iniciativas si crees que eso te ayudará a seguirlas…

◆ Usa ahora esta lista como guía personal para mejorar la sección «Aprende» de tu rueda del equilibrio vital, y recupera la lista cada vez que necesites revisarla o añadirle algo…

¿DÓNDE ESTÁS AHORA? (2.ª PARTE)

Una vez hayas utilizado la anterior lista de iniciativas durante un mes aproximadamente, habrá llegado el momento de evaluar cómo van las cosas. ¿Recuerdas la lista de frases que puntuaste al comienzo de este capítulo? Pues bien, léelas y puntúalas de nuevo. (Las he relacionado a continuación para que no tengas que buscarlas.)

Por favor, puntúa en una escala del 1 al 10 las siguientes cuestiones relacionadas con el aprendizaje, siendo 1 «nada cierto en mi caso» y 10 «totalmente cierto en mi caso».

◆ He descubierto cuáles son para mí las mejores formas de aprender: escuchar, leer, observar o experimentar.

◆ Estimulo a diario mi mente con desafíos y experiencias que me ayudan a aprender más sobre mí mismo y sobre quienes me rodean.

◆ Aprendo más sobre mí mismo esforzándome cada día hasta los límites de mi zona de confort.

◆ Comparto mis experiencias con los demás y disfruto escuchando lo que cuentan.

◆ Tengo sed de conocimientos; investigo y cuestiono cada cosa nueva que aprendo hasta entenderla del todo.

Tu objetivo es lograr una puntuación igual o superior a 40: una cifra superior al 80% que demuestra que dominas este secreto y que lo estás usando realmente para ayudarte a vivir por siempre joven. Pero sigue esforzándote, y haz todo lo que puedas para evitar caer en la autocomplacencia y recuperar malos hábitos.

Si estas poniendo en práctica las mejores ideas y llevando a cabo las iniciativas/técnicas que incluiste en tu lista, espero que tu puntuación haya mejorado desde la primera vez que la hiciste.

Si no has llegado del todo donde quieres, vuelve al apartado «Te toca» para revisar tus iniciativas clave y asegurarte de que te siguen pareciendo relevantes (en la página 24 encontrarás más consejos sobre cómo revisar y reevaluar tus objetivos).

Cuando hayas practicado tus nuevas técnicas de la sección «Aprende» durante cierto tiempo, no olvides revisar en algún momento tu rueda del equilibrio vital (p. 25) para hacer un seguimiento de tus progresos sobre cómo te sientes con respecto a este ámbito de tu vida. Esto te ayudará a reconocer tus logros y a seguir haciendo nuevos progresos. ¡Cuanto más sombreado está cada gajo, mayores son los pasos que estás dando en el camino hacia vivir por siempre joven!

SECRETO 9: COMPROMÉTETE

Si te comprometes totalmente con tu propósito, tus pasiones, tus opiniones y tus actividades, liberas tu potencial de grandeza. Cuando alguien viene a mis conferencias o retiros, lo que le pido justo al empezar es que se comprometa con el proceso que va a emprender (que juegue con todo lo que he planeado para ella). Quiero que se comprometa con una actitud positiva que refleje su confianza en su propia capacidad de vivir por siempre joven.

En este capítulo quiero explorar la idea del compromiso y cómo afecta a tu longevidad. Por ejemplo, cómo la forma en que te comprometes con tu propósito, tus objetivos y tus relaciones y la actitud con que te comprometes pueden tener un efecto positivo, o negativo, en tu bienestar. También quiero que veamos las formas en que podría correr peligro tu compromiso en la vida, y cómo desarrollar un estado natural de positividad, flexibilidad y resiliencia para sortear cualquier obstáculo que pudiera hacer tambalear tu compromiso. Para comprometerte necesitas una decisión consciente, meditada. Después de todo, lo único que no puedes recuperar en la vida es el tiempo, y cada momento importa.

Pero, antes de empezar, veamos dónde estás ahora mismo en lo que a tu compromiso se refiere.

¿DÓNDE ESTÁS AHORA? (1.ª PARTE)

Por favor, puntúa en una escala del 1 al 10 las siguientes cuestiones relacionadas con el compromiso, siendo 1 «nada cierto en mi caso» y 10 «totalmente cierto en mi caso». Anota tu puntuación. Más adelante, cuando hayas finalizado este capítulo y hayas empezado a poner en práctica sus consejos, plantéate de nuevo estas cuestiones.

- Cuando me propongo algo, rara vez me desvío de mi causa.
- Soy capaz de imaginar el resultado final para comprometerme con una acción y lo hago con todo el detalle posible.
- Siento gratitud, más que temor o dudas, cuando se me presentan oportunidades, y las aprovecho todas sin titubear un momento.
- Abordo con una actitud positiva las nuevas tareas o los nuevos desafíos de mi proceso.
- Me niego a renunciar a algo que quiero, aunque encuentre obstáculos o alguien me diga que mis objetivos son inútiles.

LA NECESIDAD DE COMPROMETERSE

Para sacar el máximo partido de cualquier cosa en la vida, tanto si es un trabajo como una relación o uno de mis retiros, tienes que comprometerte totalmente con ella. En un retiro necesito el compromiso total de mis participantes, porque les pido que examinen y rediseñen su vida. No solo tienen que comprometerse con ese proceso para obtener de él las mejores respuestas y las respuestas correctas, sino también para comprometerse a que su vida avance. No puedes fingir esa clase de compromiso, porque requiere una acción diaria y total.

CREER Y COMPROMETERTE

Si no crees completamente en los objetivos que te estás fijando, no puedes comprometerte totalmente con ellos. Tener un compromiso total con tus creencias, tus pasiones y tus propósito es tan importante porque hay muchas formas en que la vida, con sus tentaciones y frustraciones, intentará desviarte del camino. Permíteme que te ponga un ejemplo.

Es una historia real...

El propietario de una de las principales empresas de zumos de Gran Bretaña vino a uno de mis retiros. Durante la experiencia, identificó que un objetivo para hacer avanzar su vida era vivir a un nivel más alto de existencia: mantenerse equilibrado durante el estrés y sintonizar realmente con sus frecuencias interiores, reaccionando ante los aprietos de la vida con compostura y resiliencia. Dedicó su tiempo a comprometerse con sus objetivos. Cuando unas semanas después de que volviera a casa lo llamé para ver cómo le iba, me dijo que se sentía muy orgulloso de sí mismo. Un proveedor importante le había fallado. El «antiguo» él habría perdido la serenidad y habría hecho pagar su estrés a su equipo y a su familia. Pero su versión posretiro recordó su compromiso. Se concentró totalmente en el problema, lo abordó en persona y encontró una solución en una hora. Mientras tanto había estado tranquilo y había sido eficaz. Había reaccionado con su grandeza, no como una víctima. Se había ido del retiro comprometido con la creencia de que podría cambiar su patrón de conducta, y lo hizo con unos resultados espléndidos que, según dijo, jamás habría imaginado posibles antes.

Todos los grandes del mundo (artistas, músicos, amantes, empresarios) han alcanzado su grandeza a partir de su compromiso con sus objetivos. Uno de mis entrenadores me preguntó una vez: «¿Quieres ser aprendiz de todo y maestro de nada? ¿O quieres vivir con maestría?» Elegí comprometerme con la maestría, y creo que puedo lograr grandes cosas si me comprometo cada día con ese objetivo. Prepárate a mejorar en tu oficio día tras día. Si tu compromiso con tus creencias es mediocre, perderás tu concentración, y los aprietos y las distracciones de la vida te desviarán de tu rumbo. Cuando te comprometes, ya has dado un enorme paso adelante para lograrlo.

COMPROMISO Y ACTITUD

Existen dos formas en las que tu actitud a la hora de comprometerte puede cambiar drásticamente lo propenso que eres a desviarte de tu camino. En primer lugar, tienes que desarrollar un sentimiento de gratitud por tu vida y por tus oportunidades; y en segundo lugar, tienes que adoptar el espíritu de tu compromiso con una positividad absoluta.

Empecemos con el hecho de estar realmente agradecido. No pases de ello, por favor, porque agradecer cada oportunidad, cada desafío en la vida, cada respiración, es vital para comprometerte con el camino de tu vida. A continuación encontrarás cómo desarrollar una actitud de gratitud.

Visualiza tu futuro

Si visualizas tu futuro con tu objetivo ya alcanzado, puedes agradecer lo que la vida te puso en tu camino para llegar ahí; lo lograste. Si tu objetivo es físico (una familia, un hogar hermoso, un empleo fascinante), puedes visualizar ese resultado en todo su esplendor. Si tu objetivo es más intangible (como mi cliente, estar tranquilo frente al desastre), represéntalo mentalmente todo tal como deseas que sea. Imagina lo agradecido que ese yo futuro está por todo lo sucedido, y todo lo que te ha llevado precisamente hasta ese punto. Y agradece haber alcanzado tu objetivo.

Da gracias al despertar

Cada mañana cuando te despiertes, antes de levantarte, da las gracias por las pequeñas cosas de la vida. Empieza por dar las gracias por estar vivo, y por tu mente y tu cuerpo. Da gracias a tus ojos por las maravillosas cosas que ves. Da gracias a tus oídos por las maravillosas cosas que oyes (desde los sonidos de los pájaros hasta el rumor del tráfico a lo lejos o la respiración de tu pareja a tu lado). Agradece que tu corazón lata, y que tus manos puedan tocar, sujetar y acariciar; da las gracias a tus pies y a los lugares adonde te llevan. Agradece la habitación donde estás, la comodidad de tu cama, la calidez de tus sábanas y lo mullida que es la almohada. Echa un vistazo a tu alrededor y agradece todos los complementos de tu vida que puedes ver antes incluso de salir de la cama.

Naturalmente, no tienes que detenerte en las pequeñas cosas, sino que puedes extender tu gratitud a tus seres queridos, el mundo en general o incluso el universo.

Cuando empiezas cada día de modo positivo, dando conscientemente las gracias de este modo, tu actitud basta para reducir parte de la resistencia natural del día. Comienzas con el objetivo de vivir ese día siendo la mejor versión de ti mismo. Esperas de corazón que el día te ofrezca las mejores oportunidades, y vas a recibir cada una de esas oportunidades creyendo que tienen algo valioso que ofrecerte. Las cosas valiosas no tienen que ofrecer resistencia.

Es una historia real...

Quiero confesar algo: antes tenía que esforzarme por agradecer las pequeñas cosas porque perseguía las grandes cosas de la vida. Entonces, cuando la vida no me servía, cuando me debatía, sin comprometerme con nada en concreto, sin agradecer lo que realmente importaba, y me sentía desdichado, hice algunos cambios. Me di cuenta de que tenía muchas cosas por las que estar agradecido en mi interior y con las personas a quienes amaba. Observé que, cuando daba las gracias por las pequeñas cosas, las grandes llegaban con mayor facilidad. Mostrar mi gratitud, y sentirla realmente, me compromete a esforzarme por avanzar con más amor, pasión, alegría, ilusión y fuerza. Agradecer las pequeñas cosas me ayuda a comprometerme con mi objetivo de servir a los demás, y de ayudarles a convertirse en la mejor versión de sí mismos.

Da gracias por tus alimentos

La idea de «bendecir» la mesa antes de comer puede parecer anticuada, pero de hecho, pararse a reflexionar sobre la abundancia de nutrientes en nuestra vida es una forma importante de recordar que, cuando nos comprometemos totalmente con nuestra vida, tenemos que recordar y valorar todas las cosas que nos sustentan tanto física como espiritual y emocionalmente. Hacerlo es empoderante y vigorizante.

No hace falta que des las gracias en voz alta. Puedes, simplemente, acostumbrarte a hacerlo mentalmente, si quieres, dando las gracias íntimamente por los alimentos que van a nutrir tu cuerpo. Da las gracias por su crecimiento y su preparación, y por aquellos con quienes tienes la oportunidad de compartirlos.

Saborea cada bocado y dedica una atención plena a la experiencia de comer y de relacionarte con los demás comensales (¡y guarda el móvil!) Encontrarás más información al respecto en el Secreto 3: Nútrete (página 104).

Da gracias por tu salud

Sea cual sea la realidad de tu salud física, aunque estés sufriendo de algún modo, estás aquí, tu corazón late, tus ojos ven, tu cerebro interpreta. Agradece toda la salud que tienes y que estás esforzándote por mejorar. Agradece disponer de los medios para evaluar tu salud y mejorarla. Da gracias por dónde estás y comprométete con tu proceso para mejorar tu bienestar.

Agradece los elementos de la naturaleza que dan salud: el sol, el agua, el oxígeno. La próxima vez que notes el sol en tu piel, el viento en tu rostro, la lluvia en tu epidermis, el aire en la punta de tu nariz, siente gratitud.

Da gracias por tus relaciones

Da las gracias a tus seres más próximos por preocuparse por ti todos los días, y valora todas las relaciones que tienes (en el trabajo, con tus amigos, además de con tu familia). Cuanto más comprometido estés con tu vida, más empezarás a identificar la grandeza en todos quienes te rodean, y valorarás cómo comparten esa grandeza contigo. Muestra que lo valoras: deja notitas en la almohada, o en un bolso, o una cartera; deja un mensaje de amor en un contestador, flores en el umbral o una tarjeta en una mesa de la entrada; prepara una taza de té a un colega o trae a la oficina una bandeja con golosinas. Muestra lo agradecido que estás y, al hacerlo, comprométete con todas tus relaciones, desde aquellas a quienes amas hasta aquellas con quienes trabajas.

Además, busca los detalles amables que te muestra la gente. Me apuesto a que verás más de los que crees cuando empieces a fijarte. ¿Te ha abierto alguien hoy la puerta para que pasaras? ¿O te ha ayudado a llevar la compra? Tal vez alguien te haya sonreído al cruzaros por la calle. Mi madre me enseñó que no cuesta nada dar las gracias, pero que la amabilidad constante que recibes a cambio suele ser abundante.

Comprométete con positividad

No hay duda de que crear una actitud mental positiva es fundamental para intentar comprometerte totalmente con tus objetivos en la vida. Las quejas o las dudas corroen el compromiso porque son como grietas oxidadas en el barco que efectúa el viaje.

No se me ocurre ninguna forma de grandeza en mi vida que me haya llegado sin algún tipo de desafío. He aprendido, una y otra vez, que no tiene sentido rehuir un desafío cuando se te presenta; tienes que lanzarte a él de cabeza, por más enorme que te parezca. Cuando me dijeron que nunca volvería a andar, podría haber dejado que esa fuerza me desviara de mi sueño de ser campeón de gimnasia acrobática. Desde luego, al principio del diagnóstico estuve en un lugar oscuro. Pero poco a poco, y después de una poderosa introspección, me di cuenta de que todavía había grandeza en mi interior. En lugar de permitir que mi accidente acabara conmigo, me enfrenté al desafío. Aunque en aquel momento pareciera imposible que pudiera convertirme en el campeón inglés de gimnasia acrobática, en 1992, menos de dos años después de mi accidente, lo fui. Ese proceso, el que me llevó de mi lugar de desesperación a alcanzar mi objetivo, me enseñó cosas inestimables que ahora comparto en mis eventos en directo, ayudando a los demás a superar los obstáculos que la vida les pone y a reiterar su compromiso incluso frente a un desastre aparente.

Todas las figuras religiosas, mitológicas e históricas importantes, desde Jesús hasta Buda, han seguido el camino del héroe. Por ejemplo, para Jesús fue un ayuno de 40 días y noches; para Buda, fue una vida de austeridad antes de alcanzar la Iluminación. Durante el recorrido de un héroe hacia la grandeza, ocurre algo que pone en peligro el proceso. Al superar ese desafío (a veces son múltiples desafíos, como el héroe Odiseo de la epopeya griega y los peligrosos obstáculos que se encontró, desde que el canto de las sirenas atrajera su embarcación hacia las rocas hasta que una hechicera convirtiera a su tripulación en cerdos), reforzando su compromiso con la causa, cada héroe se percata de que lo que hay en su interior es más fuerte y más poderoso que nada que la vida pueda depararnos. Tienes en tu interior mucho más de lo que imaginas. Así que, con independencia de lo demás con lo que te comprometas en tu vida, comprométete siempre con tu grandeza, porque eso lo puede todo.

En cuanto nos damos permiso para volvernos inmortales, empezamos a fijarnos objetivos que están más allá de nuestra vida. Si tenemos un objetivo más allá de nuestra vida, somos más longevos.

John Demartini – autor y especialista en comportamiento humano

---

FISURAS EN EL COMPROMISO

¡No, no se trata de una reacción de tu pareja diciendo que no quiere casarse! Es más bien el reconocimiento de que, por más comprometido que creas estar con tus objetivos, la vida es imprevisible y a veces cruel. Es totalmente normal que incluso aquellas personas con el compromiso más fuerte se tambaleen un poco de vez en cuando. ¿Qué actitudes tienes que cultivar, pues, para abordar las fisuras en el compromiso?

Es sencillo: la flexibilidad y la resiliencia.

Flexibilidad

El budismo zen japonés habla de agua que fluye entre las rocas de un arroyo. La imagen es una metáfora de que debemos ser libres y flexibles, y fluir para sortear los obstáculos que nos pone la vida en el camino. En el jardín zen japonés, la grava o la arena representa el agua, y se rastrilla describiendo curvas alrededor de las piedras. La próxima vez que vayas de excursión, intenta encontrar un lugar con un arroyo o un río. Observa el movimiento del agua al circular con fuerza por el lecho del río. Las pequeñas islas que sobresalen pueden obligar al agua a cambiar de curso, pero esta siempre fluye hacia el mar. Dicho de otro modo, el destino es siempre el mismo.

En el yoga, utilizamos la flexibilidad física para liberar el flujo de energía sutil en el interior del cuerpo, aumentando la fuerza, la vitalidad y el equilibrio. La flexibilidad del cuerpo refleja la importancia de la flexibilidad de la mente para posibilitar la interpretación abierta, la creatividad y la resolución de problemas.

Naturalmente, ser flexible no hace referencia solo a los obstáculos. Aunque el objetivo siga siendo el mismo, podrías tener que cambiar el camino que sigues hacia él dependiendo de todo tipo de cosas de tu vida. Es muy importante que revises tu propósito/objetivo a lo largo del camino y que seas flexible y estés lo bastante comprometido ahora y entonces para hacer ligeros retoques a los pasos que das para llegar ahí. Esto no significa cambiar de idea ni renunciar, significa reaccionar ante las circunstancias para obtener el mejor resultado posible para tu propósito. Para simplificar, piensa en un partido de fútbol: los dos equipos quieren ganar. En la media parte, un equipo pierde por dos goles. En el vestuario tienen una charla, hacen algunos ajustes a sus posiciones y vuelven al terreno de juego con el propósito que han tenido siempre: ganar. Esta vez, con unos cuantos retoques en la formación del equipo, la cosa va bien y marcan tres goles en la segunda parte y ganan. No es cómo empezamos lo que dicta el resultado final, sino cómo terminamos.

Resiliencia

Cuando dices «rodea los obstáculos del camino», parece fácil. Pero, por supuesto, no es siempre tan sencillo. Cuando pensé que nunca volvería al gimnasio, lo único que me impulsaba a seguir adelante era el firme compromiso de mejorar, y la resiliencia para seguir intentando convertirme en campeón a pesar de que ese objetivo parecía fuera de mi alcance. Tuve la visión, la confianza y la fe inquebrantable de que podía conseguirlo.

· ·

Pruébalo ahora: adquirir resiliencia*

He aquí un ejercicio para ayudarte a cultivar la resiliencia para cuando necesites superar un obstáculo.

- Imagina un momento de tu pasado en que tuviste que enfrentarte a un desafío y dejaste que ese desafío te venciera, tal vez echándote atrás muy a tu pesar, o alejándote de él sintiéndote totalmente derrotado. Podría tratarse de un problema en el trabajo o de algo más personal, quizá en una relación o con tus hijos u otros miembros de tu familia. Piensa en algo que realmente te descentrara.

- Recrea esa escena usando todos tus sentidos. ¿Qué hecho fue? ¿Quién estaba ahí? ¿Dónde estabas tú? ¿Qué imágenes, olores y sonidos tenías a tu alrededor? Evoca la imagen de la escena, pero intenta no añadirle ninguna emoción. Piensa en ti mismo como en un observador impasible.

- Empieza ahora a escuchar a escondidas; pero no solo puedes oír lo que pasa, sino que también puedes oír tu voz interior. Escucha lo que te estás diciendo a ti mismo. ¿Son tus palabras de apoyo o derrotistas? ¿Te estás diciendo a ti mismo que debes enfrentarte a este contratiempo o que debes darte por vencido? ¿Te estás hablando con amabilidad o con decepción?

- Recuerda que eres un observador impasible, y no solo eso, dispones del botón para parar. Visualiza que detienes la acción. Rebobina la escena y vuelve a iniciarla. Vuelve a reproducir la escena y escucha tu voz interior, solo que, ahora, diciendo palabras positivas. Esta vez tienes la capacidad de cambiar las cosas, de demostrar que tienes la resiliencia para enfrentarte al contratiempo y darle la vuelta a tu favor. Imagínate superando el desafío con seguridad y realizando más de tu potencial. Capta qué sientes al ser tan fuerte. Siéntete orgulloso de ti mismo porque tienes la fuerza y la resiliencia para superar cualquier desafío que te ponga la vida. Recupera esta visualización cada vez que necesites recordarte lo fuerte que eres.

ENCONTRAR APOYO

Cada viaje en la vida tiene que hacerlo cada persona. Sin embargo, eso no significa que no necesitemos algún que otro compañero de viaje por el camino. De hecho, los amigos y los seres queridos, que nos apoyan, son vitales para asegurar que nuestro compromiso se mantenga firme. Quienes te apoyan son personas que hacen que te mantengas a tu nivel más alto y que creen que puedes hacer las cosas en las que crees. Dedica cinco minutos ahora a elaborar una lista de personas de tu vida que desempeñen ese papel para ti. Piénsalo bien, porque son tus firmes paladines y, aunque puede que te amen incondicionalmente, también esperan que seas fiel a ti mismo y a los demás. Son amigos verdaderos y familiares que te dirán con franqueza que caes, pero que también te ayudarán a levantarte y te sacudirán el polvo. Si tienes mucha suerte, tendrás bastantes personas en la lista, pero puedes considerarte suficientemente afortunado si tienes solamente una. Atesóralas, porque son contadas. En mi vida, mi madre me ha dado apoyo por todo un regimiento. Es la única persona que me ha acompañado en todos mis desafíos y, cada vez, me ha mostrado las cualidades y las aptitudes que me ayudarían a creer que podía superarlo. No le importaba si me estaba enfrentando a un desafío físico importante, a un desafío de pareja, a un desafío monetario, a un desafío de salud o a un desafío laboral. No solo creía siempre que saldría airoso de él, sino que lo haría siendo mejor persona. Estoy eternamente agradecido por haber contado con su apoyo. No puedo ni imaginarme qué habría sido de mi vida sin que ella creyera en mí.

Dedica ahora cinco minutos a elaborar una lista de personas que tratan de desviarte de tu camino. Tal vez minan tus logros, menosprecian tus objetivos en la vida o, de algún otro modo (pequeño o grande), te hacen sentir que el propósito de tu vida no merece su respeto. Podrían, por ejemplo, intentar frenar tus progresos (llevándote, literalmente, por el camino equivocado o metiéndote en la cabeza ideas que te hacen dudar de ti mismo). Estas son las personas que debes alejar de tu vida. No te sirven, y su consejo no es digno de ti.

Y no olvides que cada vez que apoyas a otra persona del modo más sincero, invitas a que ese nivel de apoyo vuelva a ti. Lo que envías al mundo te viene de vuelta.

HACER SACRIFICIOS

Es un cliché pero es cierto, en esta vida todo tiene consecuencias. Comprometerse requiere a veces sacrificios. Si vas a comprometerte verdaderamente con algo, es probable que necesites descartar, ignorar o aparcar otra cosa por el camino. ¿Qué estás preparado a sacrificar en nombre de tu causa o de la persecución de tu objetivo? ¿Qué estás preparado para sacrificar para vivir por siempre joven?

Mi decisión de volver a la gimnasia acrobática tras lesionarme la espalda fue importante y sabía que necesitaba toda mi concentración y mi compromiso. Por aquel entonces, mi entrenador búlgaro me dejó muy claro que tenía que sacrificar todas las demás distracciones de mi vida: chicas, otro trabajo, estudios, salir de copas. En aquel momento, no fue fácil renunciar a todas estas cosas. Pero tomar mis decisiones polarizó lo que era verdaderamente importante para mí, lo que realmente ansiaba lograr. Gracias a mi propia experiencia y a haber orientado a otras personas sé que los más ávidos suelen ser los que encuentran la forma de conseguir las cosas contra todo pronóstico.

Así pues, ¿qué te impide alcanzar tus objetivos? ¿De qué tienes que deshacerte? ¿Podría ser la pereza? ¿O la procrastinación? ¿Se trata de una persona? ¿O de una mala actitud? ¿Qué necesitas eliminar para poder concentrarte en tu objetivo y comprometerte del todo? Cada gran persona que conozco ha hecho sacrificios. Sigue evaluando y sigue deshaciéndote de lo que no te sirve.

MEDIR Y RECOMPENSAR TUS PROGRESOS

Antes de dejar este secreto de momento, quiero decirte que respaldo totalmente un sistema de recompensas. No hay nada como felicitarte un poco a ti mismo para recordarte que vale la pena seguir comprometido con tu causa.

A tal efecto, es importante que encuentres un modo de medir tus progresos hacia tu objetivo. Intenta dividir tu objetivo en etapas. Cuando aspiraba a convertirme en campeón, me marqué unos miniobjetivos claros que podía celebrar por el camino. Mis celebraciones no eran necesariamente elaboradas, pero bastaban para hacerme sentir bien.

Una recompensa podía ser, por ejemplo, algo tan simple como una velada frente a la tele o con tu novela favorita, sin distracciones, o la oportunidad de sentarte en tu parque favorito y dejar pasar el rato. El abrazo de un amigo, chocar esos cinco, una porción generosa de tu tarta favorita. Todas estas cosas pueden ser pequeñas formas de decirte a ti mismo que lo estás haciendo más que bien, que lo estás haciendo genial. Da igual cuál sea la recompensa, siempre y cuando te haga sentir bien.

En mis retiros, doy constantemente recompensas, alabanzas, las gracias, confianza y respeto a los participantes en cada fase de su proceso. Cada vez que alcanzamos un miniobjetivo y lo celebramos, cae una barrera y se inicia la siguiente fase del proceso. Cada vez nos acercamos más a nuestro yo verdadero, libres de la incertidumbre y la duda, y más comprometidos aún con nuestro propósito.

YA PUEDES COMPROMETERTE

Ha llegado el momento de comprometerte con tu grandeza, tus relaciones, tus objetivos, tu maravillosa y hermosa *vida*. Dedicarte verdadera y plenamente a tu vida es el único modo de asegurarte de que, sea lo que sea lo que te depare la vida, lo tomarás como una oportunidad para ser algo mejor de lo que creías poder ser. Comprometernos con todo lo que hacemos libera un potencial ilimitado de nuestro interior. Irradia esa luz (la que vimos en el Secreto 6: Brilla) y convierte cada desafío en una aventura. Piensa en la vida como en una inmersión total (estás metido en ella de la punta de los pies a la cabeza), así que síguela, vívela y comprométete con ella. Te aseguro que las recompensas serán infinitas, pero debo advertirte de algunos importantes efectos secundarios: si haces esto, ¡empezarás a verte y sentirte más joven!

LAS 10 MEJORES IDEAS PARA VIVIR POR SIEMPRE JOVEN: COMPROMÉTETE

◆ Cuando emprendas una aventura, piensa si quieres comprometerte con el proceso. Puedes hacer una visualización si te ayuda a hacerlo.

◆ Da gracias por el aire que respiras, por las imágenes que ves, por despertarte y dormir, y por el amor. Cuando sientes gratitud, estás mostrando al mundo que estás comprometido con que este sea un lugar mejor.

◆ Muestra positividad en todas tus iniciativas, por más complicadas que sean. No dejes que los desafíos te desvíen de tu camino: fluye alrededor de las rocas del río.

◆ Permítete ser flexible, cuando sea necesario, para adaptarte a las situaciones cambiantes.

◆ Sé resuelto y resiliente. Dite a ti mismo que eres fuerte, siente esa fuerza y muestra esa fuerza.

◆ Atesora a quienes te apoyan y muéstrales que los valoras.

◆ Prepárate para desprenderte de personas o de situaciones que te desvían de tus objetivos.

◆ Recompensa tus progresos de modos sencillos. ¡Cada éxito merece una ovación!

◆ Abraza la vida con amor, pasión y propósito.

◆ Busca los pequeños actos de amabilidad del universo y de los demás. Reforzarán lo bien que haces al comprometerte con tu camino.

TE TOCA

Ahora que has leído la mayor parte de este capítulo, ha llegado el momento de que decidas cómo vas a hacer *tuyos* exactamente los secretos de un buen compromiso integrándolos en tu vida diaria. Así que…

◆ Cierra el libro y piensa en las formas en las que te verías más capaz y te apetecería más empezar a llevar a la práctica las sugerencias de este capítulo, o cualquier otra idea que tengas relacionada con el compromiso.

◆ Toma después un bolígrafo y una libreta o un pedazo de papel y escribe las tres, cuatro o cinco de estas formas que realmente te apetecería más comprometerte a hacer, y que crees que no solo te serán realmente útiles, sino que también son factibles y sostenibles. Podrías pensar, por ejemplo, en las cosas físicas o emocionales que te refrenan y tomar la decisión de hacer las paces con ellas y liberarlas al universo, o evaluar dónde estás en tu proceso para alcanzar uno de los objetivos de tu vida y pensar sobre los siguientes pasos activos que puedes dar para lograrlo, o incluso tomártelo con calma y dedicar algo de tiempo a celebrar todo lo que has conseguido en la vida hasta ahora y lo orgulloso que esos logros te hacen sentir.

◆ Si la idea de tres, cuatro o cinco cosas te abruma, empieza con solo una: la mejor forma de avanzar es yendo pasito a pasito, y si sigues con lo que empezaste, pronto ganarás impulso y querrás, y podrás, hacer más.

◆ Si necesitas un poco de ayuda y de ánimo para adentrarte en esta zona de toma de decisiones, prueba la técnica de «Absorto en la música» de la página 24 para ponerte en marcha.

◆ A continuación léete a ti mismo en voz alta las iniciativas que has incluido en tu lista, y comprométete interiormente con el modo, el momento y el lugar en que vas a empezar a llevarlas a la práctica (como esta semana, o incluso *hoy* si es posible). Escribe, si quieres, estos detalles prácticos bajo las iniciativas si crees que eso te ayudará a seguirlas…

◆ Utiliza ahora esta lista como guía personal para mejorar la sección «Comprométete» de tu rueda del equilibrio vital, y recupera la lista cada vez que necesites revisarla o añadirle algo…

¿DÓNDE ESTÁS AHORA? (2.ª PARTE)

Una vez hayas utilizado la anterior lista de iniciativas durante un mes aproximadamente, habrá llegado el momento de evaluar cómo van las cosas. ¿Recuerdas la lista de frases que puntuaste al comienzo de este capítulo? Pues bien, léelas y puntúalas de nuevo. (Las he relacionado a continuación para que no tengas que buscarlas.)

Por favor, puntúa en una escala del 1 al 10 las siguientes cuestiones relacionadas con el compromiso, siendo 1 «nada cierto en mi caso» y 10 «totalmente cierto en mi caso».

- Cuando me propongo algo, rara vez me desvío de mi causa.
- Soy capaz de imaginar el resultado final para comprometerme con una acción, y lo hago con todo el detalle posible.
- Siento gratitud, más que temor o dudas, cuando se me presentan oportunidades, y las aprovecho todas sin titubear un momento.
- Abordo con una actitud positiva las nuevas tareas o los nuevos desafíos de mi proceso.
- Me niego a renunciar a algo que quiero, aunque encuentre obstáculos o alguien me diga que mis objetivos son inútiles.

Tu objetivo es lograr una puntuación igual o superior a 40: una cifra superior al 80% que demuestra que dominas este secreto y que lo estás usando realmente para ayudarte a vivir por siempre joven. Pero sigue esforzándote, y haz todo lo que puedas para evitar caer en la autocomplacencia y recuperar malos hábitos.

Si estas poniendo en práctica las mejores ideas y llevando a cabo las iniciativas/técnicas que incluiste en tu lista, espero que tu puntuación haya mejorado desde la primera vez que la hiciste.

Si no has llegado del todo donde quieres, vuelve al apartado «Te toca» para revisar tus iniciativas clave y asegurarte de que te siguen pareciendo relevantes (en la página 24 encontrarás más consejos sobre cómo revisar y reevaluar tus objetivos).

Cuando hayas estado practicando tus nuevas técnicas de la sección «Comprométete» durante cierto tiempo, no olvides revisar en algún momento tu rueda del equilibrio vital (p. 25) para hacer un seguimiento de tus progresos sobre cómo te sientes con respecto a este ámbito de tu vida. Esto te ayudará a reconocer tus logros y a seguir haciendo nuevos progresos. ¡Cuanto más sombreado está cada gajo, mayores son los pasos que estás dando en el camino hacia vivir por siempre joven!

SECRETO 10: VIVE

Encontrar una sola palabra para este secreto fue complicado hasta que me percaté de que lo que quería compartir contigo se reducía a ayudarte a crear el entorno adecuado en el que *vivir*. Tu entorno, el espacio donde vives, afecta drásticamente a tu bienestar físico y mental. Ya hemos hablado del impacto de la mente sobre el cuerpo. En cierto modo, tu mente y tu cuerpo son tu espacio interior, todo lo que hay bajo tu piel. Ahora hablaremos sobre tu espacio exterior, sobre cómo el mundo exterior en el que vives tiene efectos constantes en el aspecto que tienes, en cómo te sientes y en el modo en que vives.

Si miras el interior de las células de tu cuerpo con una potente lente de aumento, verás, sobre todo, espacio. Eso me resultó bastante alucinante cuando me enteré. Y piensa lo siguiente: si miras tu mundo exterior, también verás, sobre todo, espacio. Cómo elegimos llenar ese espacio interior y exterior define nuestra felicidad, nuestra fuerza y equilibrio, nuestro éxito, nuestra resiliencia, nuestras pasiones (todos los secretos que hemos aprendido hasta ahora) y, por último, lo sanos que envejecemos. En este capítulo te enseñaré formas de plantearte la vida de modo que puedas asegurarte de crear un entorno que esté preparado para que lo llenes con todo lo que te sirve, lo que te aportará una energía vibracional que te permitirá vivir por siempre joven.

Pero, antes de empezar, veamos el espacio físico y emocional que te has creado para vivir ahora mismo.

¿DÓNDE ESTÁS AHORA? (1.ª PARTE)

Por favor, puntúa en una escala del 1 al 10 las siguientes cuestiones relacionadas con vivir, siendo 1 «nada cierto en mi caso» y 10 «totalmente cierto en mi caso». Anota tu puntuación. Más adelante, cuando hayas finalizado este capítulo y hayas empezado a poner en práctica sus consejos, plantéate de nuevo estas cuestiones.

- Elijo opciones que protegen mi salud y la del entorno.
- He diseñado mi hogar y mi estilo de vida para nutrirme espiritualmente, creando espacios donde puedo estar en paz.
- Me rodeo de personas que me apoyan para elevar mi nivel.
- Creo que todo lo que hago y todas las opciones que elijo tienen consecuencias, por lo que tomo cuidadosamente decisiones teniendo en mente una visión del mundo.
- Me obligo a salir frecuentemente de mis zonas de confort en la vida, y no tengo miedo al fracaso.

LA NECESIDAD DE VIVIR

Hay dos formas de mirar tu «entorno». La primera consiste en pensar en el entorno en el que vives físicamente. Es decir, el aire que respiras y el suelo que pisas, y también el hogar que creas para ti y las personas con quienes lo llenas. Después puedes mirar tu entorno interior, los espacios de tu interior, en tu cabeza y tu corazón, y tu espíritu, que son fundamentales, todos juntos, para tu experiencia de vivir por siempre joven.

EL MUNDO EN EL QUE VIVES

Imagina que eres un pez en un acuario. Para mantenerte sano, necesitas que tu dueño limpie regularmente el agua y la oxigene para que puedas respirar puramente. Así serías un pez muy feliz. Pero imagina que no tienes esa suerte. Eres el pez que pertenece al dueño que nunca limpia el agua y que deja que se estanque con el acuario tapado.

Yo no trataría así a mi pez, ¿y tú?

Sin embargo, todos somos peces que nadamos en la pecera del mundo. Si queremos vivir siempre jóvenes, es responsabilidad nuestra asegurarnos de crear un mundo que esté lo más libre de tóxicos y contaminantes que sea humanamente posible. Y, cuando no podemos hacer este cambio, tenemos que protegernos lo mejor que podamos contra los daños que esos contaminantes provocan.

Alimentos ecológicos

Como ya hemos hablado de la importancia de los alimentos ecológicos frescos y vivos, y sobre cómo aumentarlos en tu dieta, no volveré a tocar este tema. Pero, si no has puesto ya en práctica este secreto en tu vida, vuelve atrás, lee el Secreto 2: Nútrete y toma todas las medidas que puedas, por favor. Recuerda que lo que te introduces en el cuerpo desde el punto de vista alimentario afecta directamente a la salud de todos tus sistemas corporales. Después de todo, la comida que ingieres alimenta las células de tu cuerpo.

Belleza ecológica

Vivir por siempre joven no se refiere solamente al aspecto que tenemos por fuera (y, con un espacio interior más puro, naturalmente nos veremos y sentiremos más jóvenes de todas formas), sino a que los productos que usamos *en* nuestro cuerpo marcan también una diferencia considerable en lo sanos que estamos. Después de todo, la piel es permeable. Esto significa que lo que te aplicas en ella se introduce en tu organismo, igual que si lo estuvieras ingiriendo. Si has empezado a documentarte sobre lo que contienen tus alimentos, amplía ese principio a lo que te aplicas en la piel o en el pelo, e incluso a lo que usas para limpiar tu casa. Hay una sencilla regla general: si miras los ingredientes de un producto de belleza o de limpieza y no los ingerirías, no te los apliques en la piel o en el pelo, ni los uses para limpiar tu hogar (piensa en todas esas partículas volando por tu espacio aéreo).

Hoy en día, hay muchísimos productos de belleza naturales y mucha información disponible sobre cómo preparar agentes limpiadores realmente eficaces usando ingredientes de la despensa. No queremos tóxicos en nuestra piel ni en nuestro hogar. De ningún modo. Hay otra forma de hacer las cosas.

Aire más limpio

Piensa en todos los sitios a los que vas en un día y en cuántos entornos distintos estás. ¿Recuerdas aquel pobre pez que flotaba en su acuario sucio? Un alto porcentaje de nuestro aire es como esa agua estancada: está lleno de cosas desagradables que se las arreglan para depositarse y penetrar en nuestro cuerpo y afectar negativamente a nuestra salud.

Un incipiente campo de investigación estudia los efectos de la contaminación atmosférica en el envejecimiento de la piel. En

2016, diversos investigadores publicaron artículos en Alemania sugiriendo relaciones entre los niveles de óxido nitroso (que procede de los gases de los coches en zonas urbanas) y una mayor incidencia de manchas de la edad, rosácea, arrugas y otras imperfecciones en personas que están expuestas a ellos todos los días. Si tienes en cuenta que Londres había superado ya su cuota anual de emisiones de óxido nitroso la primera semana de 2016, verás que la contaminación atmosférica puede ser un problema enorme para vivir por siempre joven. Y si estos son los daños que causa en la piel, ¿que provoca en nuestro interior? De momento, se desconoce. Pero no tengo ninguna duda de que aparecerán indicios de que la contaminación contribuye al envejecimiento de todas las células del cuerpo, no solo de las del exterior.

Naturalmente, no podemos cobijarnos todos en las zonas menos contaminadas del mundo, pero sí podemos tomar medidas para minimizar nuestra exposición. Procura alejarte de la ciudad y sus gases de escape lo más a menudo que puedas: pasear por el campo los fines de semana o escaparse a la montaña o a la playa es un buen comienzo.

Muchas empresas de productos cosméticos afirman ahora que ofrecen productos que nos protegen frente a los contaminantes nocivos de nuestra atmósfera, pero no cambies una influencia dañina por otra. Recuerda buscar productos naturales que no utilicen sustancias químicas nocivas. Algunas investigaciones demuestran que la vitamina B3 contribuye a proteger la piel frente a los contaminantes de la atmósfera; aunque otras sugieren que la piel tiene su propia protección en forma de sus aceites naturales, así que evitar eliminar frotando la capa superior de células de la piel y usar solo agua en lugar de jabones que dejan la piel desnuda podría proporcionar cierta resistencia.

Es una historia real

En uno de mis retiros en España, se me acercó una señora con eccema por todo el cuerpo. Había sufrido de esta afección toda su vida. (Yo había tenido eccema de niño, así que me compadecí verdaderamente de ella.) La ayudé a hacer una superlimpieza. Repasamos todos sus cosméticos, cremas y lociones y eliminamos todos los que contenían algún tóxico. Tratamos su estrés mental y emocional para que despejara de su mente el atasco mental que provocaba toxicidad en su cuerpo. Liberamos su mente gracias a la meditación, y utilizamos el yoga y otros tipos de movimientos divertidos para que su energía sutil volviera a fluir por su cuerpo. Hicimos juntos un ayuno con zumos para depurar su organismo de tóxicos. El último día del retiro se acercó a mí y me mostró su piel. Estaba completamente libre de eccema. Parecía un milagro (nunca había estado libre de eccema antes), pero en realidad, con algo de orientación y de apoyo, lo había hecho ella sola, y puede usar estos conocimientos el resto de su vida.

Detox. Vivir sin toxinas

Si tu vida lo permite, te recomiendo encarecidamente un retiro anual de detox. No tengo la menor duda de que una experiencia anual de purificación y depuración profunda para eliminar las toxinas crea un organismo más limpio que rebosa juventud, energía y longevidad. La inmersión total y guiada en un entorno de detox es una especie de puesta a punto anual, que hace que la energía de tu cuerpo vuelva a fluir libremente.

Pero si eso no es factible para ti, te indico la siguiente forma de hacer una cura de detox en casa: un ayuno de tres días con zumos para depurar totalmente tu cuerpo. Aunque parezca que vas a estar tres días pasando hambre, te prometo que no es así. Proponte tomar de 2 a 2,5 litros de zumos, principalmente de verduras, al día. Encontrarás más detalles en el Secreto 3: Nútrete (p. 83). Y huelga decir que, para el ayuno con zumos, usar fruta y verdura ecológicas garantiza introducir los alimentos más puros en tu cuerpo.

Diría que, una vez lo hayas probado, querrás convertirlo en una parte regular de tu vida y que quizá, incluso, hagas un ayuno con zumos una vez al mes. Es buena idea practicarlo primero un fin de semana, empezando el viernes por la mañana, cuando no tienes tres días de trabajo por delante. Y puede ser buena idea evitar conducir, por ejemplo, por si te mareas. Al principio del proceso podrías tener dolor de cabeza, pero eso es solo señal de que la depuración está funcionando. Una vez que hayas empezado a eliminar las toxinas te sentirás mejor, más ligero, más joven y más en forma.

Hogar espiritual

Ya hemos tratado la idea de usar productos de limpieza más seguros en casa, pero ¿qué hay de los aspectos más espirituales de nuestro entorno exterior? ¿Qué pasa con las relaciones entre cómo equilibramos nuestro hogar y cómo intentamos vivir por siempre jóvenes?

En el ancestral arte chino del *feng shui*, se cree que en el hogar existe un flujo de energía, igual que en el cuerpo. Cuando algo bloquea ese flujo, se bloquea también el flujo en el cuerpo. Esto conlleva desequilibrio y estrés. Como este ancestral arte chino, yo creo que todos vibramos a una frecuencia determinada. Esa frecuencia se refleja en nuestro hogar, y cuanto más alta sea la frecuencia, más sanos, más equilibrados y más jóvenes seremos.

La primera forma, y la más evidente, de recuperar parte del flujo de energía positiva en nuestro hogar es despejarlo bien.

Deshazte de las cosas que ocupan espacio, y que no te gustan y no utilizas.

Despejar tu espacio despejará también tu mente. Cada vez que saques algo de un armario, pregúntate si realmente lo necesitas. ¿Cuándo fue la última vez que lo miraste? ¿Podrías vivir sin ello? Cuanto menos apegado estés a cosas materiales, más fluirás con la vida. Y no te lo tomes como una «limpieza general». Te sugiero que lo hagas cuatro veces al año, con el cambio de estación.

Otra buena forma es «sahumar», la práctica ancestral de quemar plantas sagradas para limpiar la energía negativa de un espacio y bendecir el nuevo flujo limpio de energía. Se cree que plantas como el cedro, la lavanda, el pino, el ciprés, el incienso, la salvia o el romero poseen propiedades limpiadoras. Adquiere un quemador de aceites esenciales y usa los aceites de algunas de estas plantas para beneficiarte de sus propiedades saludables y limpiadoras. La lavanda, por ejemplo, creará un ambiente relajante, la menta eliminará la tensión, el palo santo o el incienso limpiarán tu casa de negatividad, y se cree que el aceite de rosa aumenta la frecuencia vibracional del ambiente de una casa.

Relaciones positivas

Nuestro entorno está lleno de gente. El empresario estadounidense Peter Voogd dijo una vez: «Si andas con cinco personas inteligentes, tú serás la sexta…; si andas con cinco idiotas, dime tú qué pasará». También explicaba que mantiene muy cerca de él a diez personas a las que valora y en las que confía muchísimo: cinco de ellas lo desafían a ser mejor de lo que él cree que es, y cinco antiguos amigos de confianza lo nutren y lo apoyan, y le piden que no deje de ser lo bueno que ya es.

Lo que destaca de este círculo tan unido es que no incluye a nadie que no tenga una influencia positiva sobre su vida. Abordamos este punto en el Secreto 5: Ama, pero vale la pena repetir aquí que, para crear un entorno que te sirva y que eleve tus vibraciones a una frecuencia más alta, tienes que rodearte de personas que tengan una influencia positiva en tu vida. Busca su consejo cuando necesites orientación, pide su opinión cuando necesites que alguien te dé una respuesta amable pero franca. Si la presencia de alguien te hace sentir estresado, negativo o ansioso, elimínalo de tu vida. Parece duro, pero es tu vida; solo puedes vivirla una vez, así que vívela rodeado de personas que te animen, te apoyen, te amen y te desafíen de forma positiva.

Naturalmente, no puedes limitarte a nutrirte de las personas más cercanas a ti. Para que sigan siendo positivas en tu vida, también tienes que devolverles algo. Mi mejor consejo en este aspecto es ser siempre fiel a tu palabra. Cumple tus promesas, vive una vida auténtica que genere la confianza de los demás, especialmente la de quienes más valoras. Da y recibe apoyo, da y recibe amor, da la mano a un amigo que cae y recíbela cuando caes tú (y disfruta levantándote para vivir una vida mejor).

TU ENTORNO INTERIOR

El interior y el exterior están íntimamente conectados. Todo lo que experimentas en tu exterior (las formas físicas y prácticas en las que vives, de las que hemos hablado hasta ahora en este capítulo) influye también en tu espacio interior, y viceversa. ¿Cómo nos aseguramos, pues, de que nuestro entorno interior sea lo más saludable posible? ¿Cómo nos aseguramos de que nos sirva para ser la mejor versión que podemos ser de nosotros mismos para vivir siempre jóvenes?

Vive como si todo estuviera conectado

Lo realmente asombroso de vivir siempre jóvenes es que toda nuestra energía, todas nuestras vibraciones, están interconectadas. Esto es válido para las vibraciones de un árbol, de tu hogar, de tu vecino, de tu pareja, o para las tuyas. Hasta las briznas de hierba sobre las que caminas. Todo está conectado en una red de energía que abarca el universo. Esto significa que si elevamos nuestras vibraciones, aumentamos las vibraciones de todas las conexiones que tenemos a nuestro alrededor. Alucinante. Por eso quiero que pienses en la energía que envías al mundo a través de todos los secretos hasta este punto. Porque si tu energía es positiva, limpia, resuelta, poderosa, centrada, llena de amor y auténtica, enviarás vibraciones vigorosas que extenderán toda esa positividad y crearán un entorno que te devolverá solo influencia positiva a ti, a tu espacio interior.

¿Recuerdas las clases de física en las que te enseñaron que las ondas rebotan en la orilla de un estanque? Pues esto también ocurre contigo. Para vivir a una frecuencia más alta, debemos asegurarnos de enviar nuestras ondas de frecuencia más alta para que esas frecuencias altas vuelvan rebotadas. Aunque pierdan algo de energía por el camino, están hechas básicamente de positividad, de bondad.

Toda la información que tus sentidos captan del mundo exterior en forma de frecuencia se introduce en tu cuerpo y es filtrada por tu mente. Tú controlas totalmente el modo en que reaccionas a esas vibraciones. Por eso hemos aprendido las artes de la pasión, la resiliencia y la positividad a lo largo de este libro. Si tomas esas frecuencias y las conviertes en algo que valga la pena, puedes llevar una vida en la que no exista el «fracaso». En ella solo habrá la oportunidad de crear algo mejor para ti mismo, para los demás y para el lugar donde vives.

Por cierto, a modo de inciso, yo no creo en el fracaso. Creo que lo que otros podrían considerar fracasos son, en realidad, una poderosa información sobre cómo hacer algo mejor la próxima vez. Durante mis eventos, hago salir a todos los participantes de su zona de confort para que experimenten cómo es aprender de esta forma. Tras uno de estos eventos, uno de los participantes me contó: «Vivo y trabajo en un mundo en el que me provoco mucho estrés por cometer errores y hacer las cosas mal. Lo que he aprendido en este evento es que no pasa nada si se fracasa, y que el fracaso es una parte importante de crecer y mejorar». Cuando le pregunté cómo la experiencia iba a transformar su vida, respondió: «Ahora sé que tendré fracasos en el futuro. Pero puedo racionalizarlo antes de empezar siquiera. Reconozco que, si empiezo en la A y quiero llegar a la Z, algunas de las letras por las que pase parecerán al mundo exterior fracasos en mi recorrido. Pero yo sé que todas las letras son igual de importantes porque cada una de ellas tiene algo que enseñarme. Ahora puedo vivir cada día dando lo mejor de mí a sabiendas de que hay algo valioso que aprender, en lugar de concentrarme en cruzar la línea de meta y frustrarme si el recorrido no sale del todo como estaba previsto. Vivir el presente, valorando cada "letra" de mi recorrido de la A a la Z, es una forma sencilla pero poderosa de sacar el máximo partido a mi vida».

Eres tú quien debe llenar tu espacio interior. Cómo elijas llenarlo se reduce completamente a cómo elijas vivir. No hace falta que me extienda en este punto. Es sencillo, y ahora que he compartido todos estos secretos contigo, sé que me entenderás cuando digo: llena los espacios interiores de energía positiva y te sentirás positivo, llénalos de negatividad y te sentirás negativo. Todo se reduce a aprender a vivir como naciste para vivir.

Es importante marcarte un objetivo para ti mismo,
para tu familia, tu comunidad, tu ciudad, tu estado,
tu nación y tu mundo a 100-120 años vista por lo menos.
Si lo haces, vivirás una larga vida.

John Demartini – autor y especialista en comportamiento humano

Pruébalo ahora: respirar con positividad*

Te presento una visualización que te ayudará a lograr el equilibrio.
Solo necesitas cinco minutos y un espacio tranquilo para hacerla.

- Siéntate o túmbate cómodamente. Cierra los ojos e imagina
  los billones de células que componen tu cuerpo físico. Imagí-
  nalas vibrando. Imagina los espacios que hay entre ellas.
- Imagina en los espacios diminutas partículas de polvo. Se
  trata de los átomos microscópicos de energía negativa que
  has acumulado en la vida. Esta negatividad rebota en todas
  las células cuando las células vibran.
- Ahora, inspira hondo. Al espirar, imagina que limpias todos
  esos espacios, que todas esas partículas negativas desaparecen con cada espiración.
- Inspira de nuevo. Esta vez estás inspirando positividad, y los
  espacios se llenan de luz dorada. ¿Recuerdas la luz que brilla
  en tu interior? Te estás desprendiendo de todas las impurezas, y te estás llenando de energía positiva pura.
- Imagina tus células bañadas en esta positividad, sus vibraciones en pura armonía y sincronía. Estás libre de impurezas,
  y eres luz positiva y pura.

LA VIDA COMIENZA FUERA
DE TU ZONA DE CONFORT

Dicho de modo sencillo, nuestro cerebro está diseñado para protegernos y para conservarnos con vida a través de los desafíos a los que nos enfrentamos. En esta zona de confort, donde estamos seguros, hay una parte de nosotros que no crece y se expande, por lo que nos quedamos con ganas de más. Empezar a vivir por siempre joven, como si estuvieras ávido de vida y tuvieras la seguridad de poder hacer realidad tus sueños, te permite salir de tu zona de confort de modo que puedes hacer más y mejorar. Tienes que verlo y creerlo para lograrlo. Cuando tu cerebro te dice que te retires a tu zona de confort, puedes animar a tu espíritu a ignorarlo y confiar en tener lo necesario para convertirte en el héroe de tu vida.

A continuación encontrarás algunas ideas para salir de tu zona de confort:

- Elige algo que te haga ampliar tus límites: escalar una montaña, apuntarte a un desafío, comenzar una clase nueva (de ejercicio físico, idioma, cerámica, lo que sea), contratar un asesor personal o profesional, etcétera.
- Contrata un experto que haya seguido un camino parecido y aprende de él. Lee sobre él, óyelo dictar una conferencia, si puedes. Puede resultarte valiosísimo y ahorrarte mucho tiempo y esfuerzo, porque te proporcionará grandes consejos y mucha inspiración.
- Habla con amigos de confianza, familiares o un asesor profesional, infórmales de tu nuevo desafío y pídeles que te hagan rendir cuentas, de modo que, cuando quieras dejarlo (y eso es normal), estén ahí para darte el amor y el apoyo que te animen a seguir adelante y alcanzar tu objetivo. Nota: tienes

que estar dispuesto a seguir su consejo y comprometerte a adoptar las medidas necesarias para mantener el rumbo.

Piensa en ello del siguiente modo: cuando eras pequeño y aprendías a andar, ¿qué pasaba? Te caías, y mucho. Pero ¿te diste por vencido? ¿Te dijeron quienes te rodeaban que sería mejor que no siguieras ese camino y no aprendieras a caminar? No. Seguiste adelante. Y un día, te pusiste de pie y conservaste el equilibrio. ¿Cuál fue la reacción de quienes te rodeaban? Solamente una enorme oleada de positividad.

Nadie se concentró en el problema (tus caídas), solo recibiste ánimos positivos. Te veían y creían que un día te pondrías de pie y caminarías. Todo el mundo pasó a ser parte de la solución, incluido tú, y nadie secundó el problema. Nadie sugirió que te dieras por vencido porque no parabas de caerte. Nadie te bombardeó con negatividad. Cometer errores en la vida es como cuando te caías al aprender a caminar. ¿Y si pudieras aprender a seguir adelante y a no quejarte, culparte o preocuparte innecesariamente por ello, y no pasar así a convertirte en parte del problema?

Una vez que hayas aprendido a estar cómodo fuera de tu zona de confort, empezarás a ampliar los límites de la vida cada vez más, y te asombrará lo que puedes hacer. La sensación de logro que obtendrás de ello te dará un mayor impulso. Estoy realmente convencido de que todos tenemos en nuestro interior la magia para vivir siempre jóvenes.

YA PUEDES VIVIR DE VERDAD

Espero realmente que ahora te sientas motivado a recordar cómo vivir siendo la mejor versión de ti mismo y a disfrutar de tus experiencias de esta alocada vida que tenemos que compartir juntos. Estoy tan agradecido por los desafíos que la vida me presenta porque sé que me está preparando para vivir con más grandeza, más fuerza y más en forma, y para alcanzar el siguiente nivel en la vida. Espero que esto esté en sintonía contigo, de modo que, sin importar lo que pase en tu vida, vivas cada día supercargado de energía y superconectado. Cada día tienes potencial de aventura, experiencia, conexión y entendimiento; solo tienes que valorar tu entorno (interior y exterior) lo suficiente para *vivir* verdaderamente en él.

LAS 10 MEJORES IDEAS PARA VIVIR POR SIEMPRE JOVEN: VIVE

- Respeta tu entorno físico; elige opciones saludables y seguras.
- Elimina toxinas regularmente, tanto física como espiritualmente.
- Limpia tu hogar, despéjalo y llénalo de amor para que sea seguro, cálido y acogedor.
- Despréndete de los derrotistas de tu vida; llena tu entorno de personas que te desafíen y te apoyen de formas positivas.
- Confía en que la vida tiene una perspectiva más amplia de ti al enfrentarte a un desafío, y esfuérzate por estar a la altura de sus expectativas.
- Conéctate con los efectos en cadena a tu alrededor y reacciona en consecuencia.
- No permitas que el miedo te detenga. No hay fracasos, solo lecciones.
- Vive el momento presente; el pasado y el futuro no son nada, y la vida es infinita.

- Llena tu espacio interior de positividad; elige una actitud saludable en cada momento.
- Simplemente, vive. La vida es fantástica, y tú también.

TE TOCA

Ahora que has leído la mayor parte de este capítulo, ha llegado el momento de que decidas cómo vas a hacer *tuyos* exactamente los secretos de vivir bien integrándolos en tu vida diaria. Así que…

- Cierra el libro y piensa en las formas en las que te verías más capaz y te apetecería más empezar a llevar a la práctica las sugerencias de este capítulo, o cualquier otra idea que tengas relacionada con vivir.
- Toma después un bolígrafo y una libreta o un pedazo de papel y escribe las tres, cuatro o cinco de estas formas que realmente te apetecería más comprometerte a hacer, y que crees que no solo te serán realmente útiles, sino que también son factibles y sostenibles. Podrías decidir, por ejemplo, añadir recordatorios en tu móvil para volver al momento presente unas cuantas veces al día, de modo que puedas comprobar que lo que está pasando te servirá al nivel más alto para mejorar tu calidad de vida. Podrías elegir tomar la decisión consciente de hacerlo siempre lo mejor posible en cualquier situación. O podrías decidir repasar una lista de los diez secretos de este libro cada mañana para recordarte a ti mismo cuáles son, y prepararte así para vivir tus sueños en un cuerpo y una mente de los que te sientas orgulloso.
- Si la idea de tres, cuatro o cinco cosas te abruma, empieza con solo una: la mejor forma de avanzar es yendo pasito a

pasito, y si sigues con lo que empezaste, pronto ganarás impulso y querrás, y podrás, hacer más.

◆ Si necesitas un poco de ayuda y de ánimo para adentrarte en esta zona de toma de decisiones, prueba la técnica de «Absorto en la música» de la página 24 para ponerte en marcha.

◆ A continuación léete a ti mismo en voz alta las iniciativas que has incluido en tu lista, y comprométete con el modo, el momento y el lugar en que vas a empezar a llevarlas a la práctica (como esta semana, o incluso *hoy* si es posible). Escribe, si quieres, estos detalles prácticos bajo las iniciativas si crees que eso te ayudará a seguirlas…

◆ Usa ahora esta lista como guía personal para mejorar la sección «Vive» de tu rueda del equilibrio vital, y recupera la lista cada vez que necesites revisarla o añadirle algo…

¿DÓNDE ESTÁS AHORA? (2.ª PARTE)

Una vez que hayas utilizado la anterior lista de iniciativas durante un mes aproximadamente, habrá llegado el momento de evaluar cómo van las cosas. ¿Recuerdas la lista de frases que puntuaste al comienzo de este capítulo? Pues bien, léelas y puntúalas de nuevo. (Las he relacionado a continuación para que no tengas que buscarlas.)

Por favor, puntúa en una escala del 1 al 10 las siguientes cuestiones relacionadas con vivir, siendo 1 «nada cierto en mi caso» y 10 «totalmente cierto en mi caso».

◆ Elijo opciones que protegen mi salud y la del entorno.

◆ He diseñado mi hogar y mi estilo de vida para nutrirme espiritualmente, creando espacios donde puedo estar en paz.

- Me rodeo de personas que me apoyan para elevar mi nivel.
- Creo que todo lo que hago y todas las opciones que elijo tienen consecuencias, por lo que tomo cuidadosamente decisiones teniendo en mente una visión del mundo.
- Me obligo a salir frecuentemente de mis zonas de confort en la vida, y no tengo miedo al fracaso.

Tu objetivo es lograr una puntuación igual o superior a 40: una cifra superior al 80% que demuestra que dominas este secreto y que lo estás usando realmente para ayudarte a vivir por siempre joven. Pero sigue esforzándote, y haz todo lo que puedas para evitar caer en la autocomplacencia y recuperar malos hábitos.

Si estas poniendo en práctica las mejores ideas y llevando a cabo las iniciativas/técnicas que incluiste en tu lista, espero que tu puntuación haya mejorado desde la primera vez que la hiciste.

Si no has llegado del todo donde quieres, vuelve al apartado «Te toca» para revisar tus iniciativas clave y asegurarte de que te siguen pareciendo relevantes (en la página 24 encontrarás más consejos sobre cómo revisar y reevaluar tus objetivos).

Cuando hayas practicado tus nuevas técnicas de la sección «Vive» durante cierto tiempo, no olvides revisar en algún momento tu rueda del equilibrio vital (p. 25) para hacer un seguimiento de tus progresos sobre cómo te sientes con respecto a este ámbito de tu vida.

¡UN RECORDATORIO FINAL SOBRE VIVIR POR SIEMPRE JOVEN!

¡Felicidades! ¡Has llegado al final del libro y de los diez secretos por los que rijo mi vida y por los que animo a los demás a regir también la suya!

Espero, de todo corazón, que te sientas mucho más lleno de energía y de entusiasmo por la vida, «más joven» de cuerpo, mente y corazón, y que reboses de ideas sobre los siguientes pasos que vas a dar para seguir sintiéndote más radiante todavía.

Ahora, o dentro de poco tiempo, es un momento espléndido para volver a hacer entero el ejercicio de la rueda del equilibrio vital de la página 25. Esto te permitirá ver los progresos que crees haber hecho en cada uno de los diez ámbitos, ver cómo ha cambiado el equilibrio de los distintos aspectos de tu vida, identificar en qué ámbitos has hecho más progresos y decidir también en qué ámbitos crees que necesitas seguir trabajando o te gustaría más hacerlo. Recuerda reconocer tus logros y, muy importante, seguir creyendo en ti. Creo que, si sigues los consejos de este libro y de una variedad de fuentes positivas que te inspiren, no solo te sentirás mejor y más joven, sino que además lograrás grandes resultados en la vida, sea lo que sea lo que eso signifique para ti. ¡Te deseo todo el éxito del mundo en tu continuado proceso para vivir por siempre joven!

Vive fuerte, vive sano, vive muchos años y ¡vive ahora!

Con cariño, Skip

RECURSOS ÚTILES

Tantos maestros y escritores extraordinarios han influido en mí y en mi trabajo a lo largo de los años. Por tal razón he decidido no intentar resumirlos aquí con una lista *convencional* de libros y artículos; porque no estoy seguro de poder hacer justicia a la amplia variedad de personas que me han influido e inspirado.

En lugar de ello, te animo a explorar por ti mismo los libros y/o el contenido en Internet de las muchas personas inspiradoras que menciono a lo largo de este libro, además de explorar el trabajo de cualquier maestro apasionante e inspirador que encuentres por ti mismo, claro.

¡Una mente curiosa y abierta es algo maravilloso y te ayudará a «vivir por siempre joven»!

Me gustaría, sin embargo, que tuvieras la oportunidad de experimentar por lo menos algunos de los ejercicios prácticos del libro de una forma más directa y potencialmente poderosa, como si estuvieras en uno de mis eventos.

Para ello (y como mencioné en la introducción del libro), he creado para ti una gama de material adicional gratuito en Internet para agradecerte que hayas comprado mi libro.

Podrás encontrarlo accediendo a www.SkipArchimedes.com/ LFYadditionalresources e introduciendo tus datos para que pueda enviarte los enlaces de las grabaciones (en inglés).

A continuación listo los principales ejercicios de «Pruébalo ahora», de los que recibirás versiones en audio una vez hayas introducido tus datos (incluida su correspondiente página en este libro):

- Tres minutos de libertad (p. 37)
- El poder del agua (p. 114), incluido
  — Mejora tu flujo interior
  — La mente es una charca de agua
- Meditación mindfulness (p. 137)
- Ámate a ti mismo (p. 157)
- *Hoʻoponopono* (p. 162)
- Meditación de la luz interior (p. 188)
- Escribe una declaración de propósitos (p. 213)
- Adquirir resiliencia (p. 251)
- Respirar con positividad (p. 272)

También recibirás varios vídeos personalizados: uno te mostrará una secuencia de revitalizadoras posturas de yoga para ayudarte a «vivir por siempre joven», otro te indicará cómo preparar un delicioso zumo verde y otro más te mostrará cómo elaborar un sabrosísimo batido de bayas y superalimentos con una buena licuadora. ¡Espero que te resulten útiles y amenos!

AGRADECIMIENTOS

No habría podido compartir las poderosas enseñanzas de este libro sin todos los maestros, alumnos, clientes, mentores y personas que me han apoyado, puesto que todos ellos me han ayudado a convertirme en quien soy ahora. También me gustaría dar las gracias a mis amigos y familiares, que han creído siempre en mi sueño de ayudar a la gente a vivir una vida milagrosa por siempre joven (y también a quienes no creían en él). En primer y destacado lugar, a mi querida madre, que ha estado a mi lado durante todos los altibajos, y a Dougy Fresh, que ha sido mi compañero y un pilar. Gracias al equipo de Watkins por unir fuerzas para lanzar este poderoso mensaje al mundo: Kelly, eres genial; Judy, gracias por ser estricta con el contenido, y Becky, por mantener viva la magia en las páginas. También a Belinda, a Deo y a mi Babygirl. Ha sido un trabajo en equipo. Pido disculpas si no he mencionado a alguien, pero os estoy muy agradecido a todos. Os quiero, Skip.

ACERCA DEL AUTOR

Skip Archimedes, coach de salud holística transformacional y mentor motivacional, es conferenciante a nivel internacional. Tras convertirse en campeón de gimnasia una vez superados una enfermedad grave, una ruptura familiar, un cuadro de obesidad y una depresión, a los 18 años de edad sufrió una grave lesión de espalda durante un entrenamiento. Los especialistas dijeron que no volvería a andar, pero como no estaba dispuesto a aceptarlo, Skip se marcó como objetivo encontrar una cura. Gracias a sus exhaustivas investigaciones, a los 18 meses volvía a estar en plena forma física y ganaba el campeonato inglés de gimnasia acrobática. Ahora disponía de una gran cantidad de conocimientos sobre salud y vitalidad de lo mejor de Oriente y de Occidente, y, lo más importante, sobre el poder de la actitud adecuada.

Actualmente, a sus 45 años, dedica su vida a ayudar a gente de todo el mundo a adoptar su misma actitud positiva, a superar las adversidades, tanto físicas, como emocionales o espirituales, y a vivir «por siempre joven». Para obtener más información, consulta www.skiparchimedes.com

ECOSISTEMA DIGITAL

NUESTRO PUNTO DE ENCUENTRO

www.edicionesurano.com

2 AMABOOK
Disfruta de tu rincón de lectura
y accede a todas nuestras **novedades**
en modo compra.
www.amabook.com

3 SUSCRIBOOKS
El límite lo pones tú,
lectura sin freno,
en modo suscripción.
www.suscribooks.com

DISFRUTA DE 1 MES
DE LECTURA GRATIS

1 REDES SOCIALES:
Amplio abanico
de redes para que
participes activamente.

4 APPS Y DESCARGAS
Apps que te
permitirán leer e
interactuar con
otros lectores.